Schirner Verlag

KARIN OPITZ-KREHER

Reinigen und entgiften mit ätherischen ÖLEN

Tipps und Rezepte für ein naturnahes Leben

Schirner Verlag

Die Ratschläge in diesem Buch sind sorgfältig erwogen und geprüft. Sie bieten jedoch keinen Ersatz für kompetenten medizinischen Rat, sondern dienen der Begleitung und der Anregung der Selbstheilungskräfte. Alle Angaben in diesem Buch erfolgen daher ohne Gewährleistung oder Garantie seitens der Autorin oder des Verlages. Eine Haftung der Autorin bzw. des Verlages und seiner Beauftragten für Personen-, Sach- und Vermögensschäden ist ausgeschlossen.

Dieses Buch enthält Verweise zu Webseiten, auf deren Inhalte der Verlag keinen Einfluss hat. Für diese Inhalte wird seitens des Verlags keine Gewähr übernommen. Für die Inhalte der verlinkten Seiten ist stets der jeweilige Anbieter oder Betreiber der Seiten verantwortlich.

Wir verzichten auf das Einschweißen unserer Bücher – **UNSERER UMWELT ZULIEBE!**

ISBN Printausgabe 978-3-8434-1560-6
ISBN E-Book 978-3-8434-6542-7

Karin Opitz-Kreher:
Reinigen und Entgiften
mit ätherischen Ölen
Tipps und Rezepte für ein
naturnahes Leben

Umschlag: Hülya Sözer, Schirner,
unter Verwendung von # 2287599705
(© bloom) und # 1371877361 (© bloom),
www.shutterstock.com
Layout: Michael Dulaney, Schirner
Lektorat: Alina Machka &
Bastian Rittinghaus, Schirner
Printed by: Ren Medien GmbH, Germany

www.schirner.com

Erweiterte Neuausgabe mit neuem Titel (vormals »Radikal ganzheitlich entgiften mit ätherischen Ölen«) – 1. Auflage Mai 2024

Inhalt

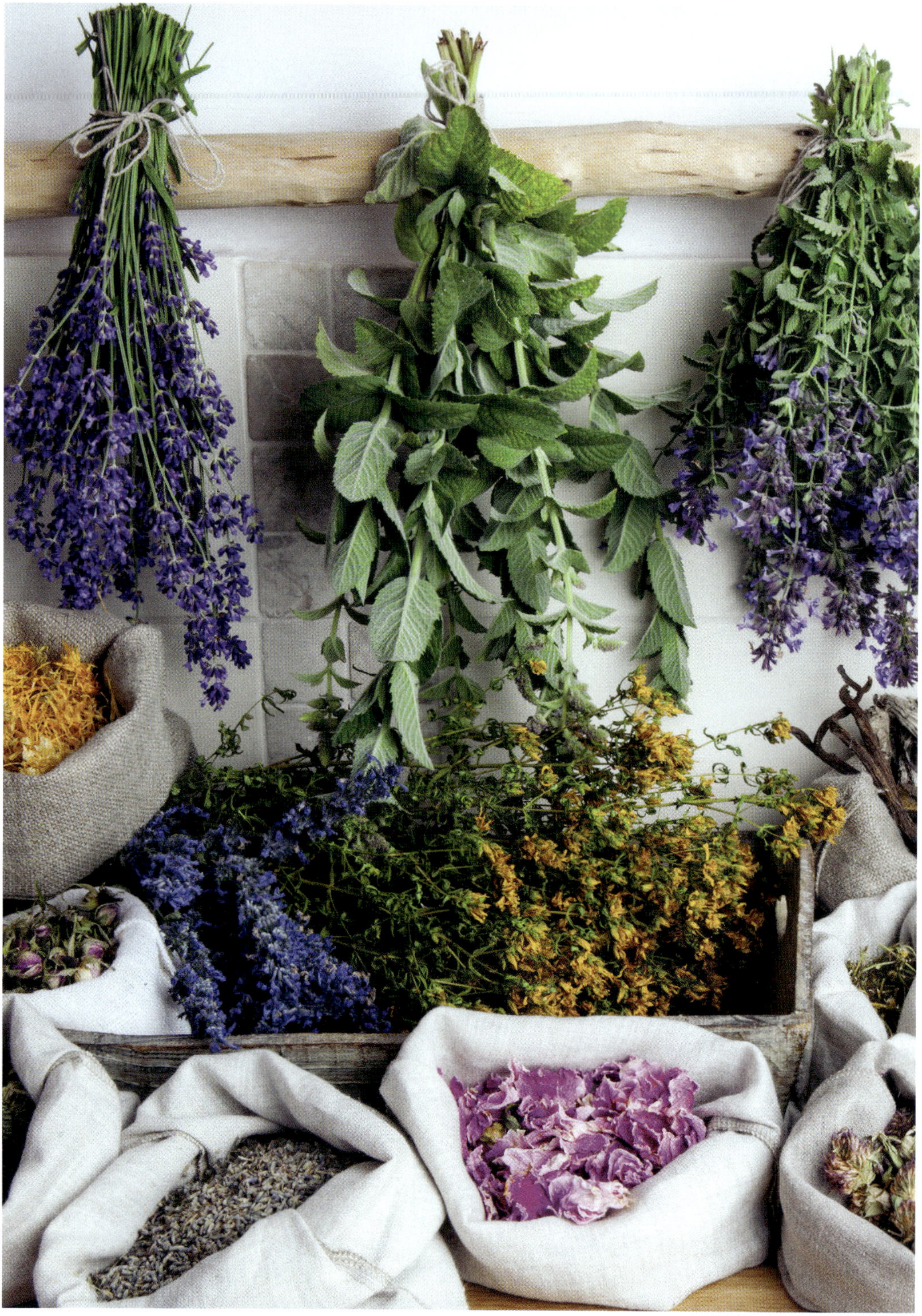

Vorwort

Die meisten Menschen unterschätzen die Wirkung von Chemikalien und Giftstoffen auf die Umwelt und den Körper. Während uns die Industrie versichert, dass diese Substanzen ungefährlich sind, nehmen wir täglich im Durchschnitt an die 300 Toxine in uns auf. Und wenn diese erst einmal im Körper sind, ist es unheimlich schwer, sie wieder loszuwerden. Die Gifte haben dann freie Bahn, über Jahrzehnte ihr Unwesen zu treiben, indem sie den Hormonhaushalt durcheinanderbringen oder das Wachstum einzelner Zellen nachteilig verändern. Deshalb sind sowohl die Vermeidung dieser Chemikalien als auch die Entgiftung entscheidend für Vitalität und Gesundheit.

Natürliche, auf ätherischen Ölen basierende Produkte eignen sich ausgezeichnet dazu, das Haus, das Auto, die Wäsche und den Körper giftfrei zu halten. Die Familie und die Umwelt profitieren, wenn wir weniger Chemikalien verwenden. Die Pflanzenessenzen werden schon seit Jahrtausenden genutzt. Dank der modernen Forschung wissen wir heutzutage immer mehr darüber, warum bestimmte Öle ein gesünderes Leben fördern.

Karin Opitz-Kreher geht in diesem Buch auf dieses wichtige Thema ein. Sie erklärt uns auf verständliche Weise, wie wir alle die Schatzkiste der Natur öffnen und uns die wunderbaren Eigenschaften der Pflanzen und ihrer ätherischen Öle zur Unterstützung eines gesunden Lebens zunutze machen können.

Tun Sie sich, Ihrem Umfeld und der Natur etwas Gutes, und wenden Sie die Tipps aus diesem Buch an.

Herzlichst
»DOC OLI« DR. OLIVIER WENKER

integrativer Arzt, CEO und Gründer der BioCode Academy, emeritierter Professor der University of Texas und außerordentlicher Professor des University of Texas Health Science Centers in Houston

Nur wenn jeder selbst aktiv wird,
kann sich ein nachhaltiger Wandel einstellen.
Es sind nicht die großen Projekte Einzelner,
sondern die vielen kleinen Schritte vieler,
die eine tiefgreifende Veränderung herbeiführen.
Gehen wir das Thema an und ergreifen die Chance
auf ein giftfreies, naturnahes Leben!

Mit den besten Wünschen
»AROMA-KARIN« KARIN OPITZ-KREHER

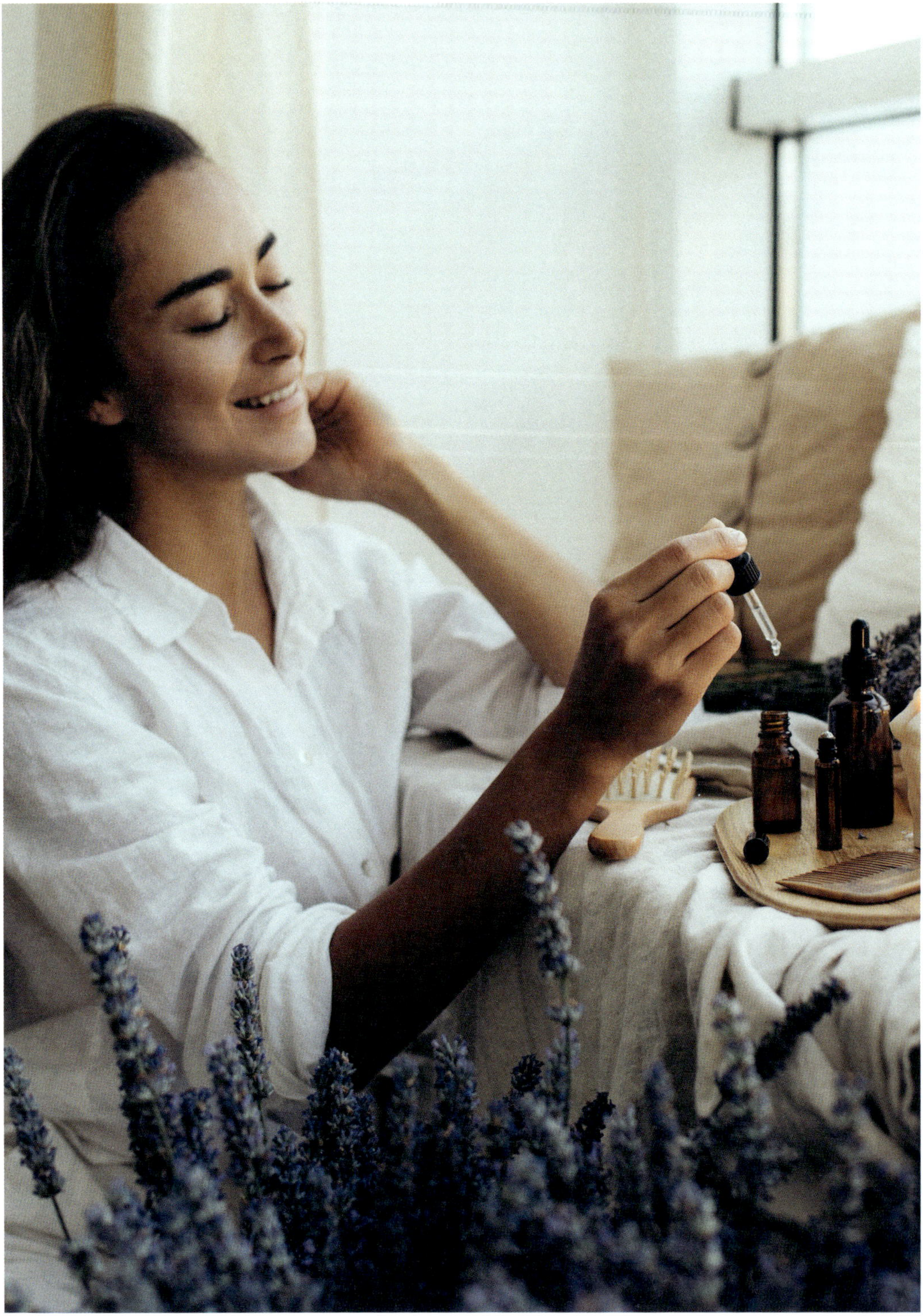

Körper, Geist und Umfeld reinigen

Ich sitze im Auto und fahre nach einer Vortragsreise nach Hause. Die Straßen sind frei, und so kann ich ungehindert meinen Gedanken nachhängen. Ich habe über die unterschiedlichen Möglichkeiten eines weitgehend giftfreien Lebensstils gesprochen und sehe wieder die erstaunten Gesichter einiger Teilnehmerinnen und Teilnehmer vor mir. Dass das Thema »Detox« so weitreichend und so vielseitig ist, hatten viele nicht gedacht.

Es kommt immer wieder vor, dass Zuhörer, sobald es unbequemer wird, fast trotzig reagieren: »Na ja, das bisschen Plastik. Wir leben halt in dieser Zeit, dann muss unser Körper sich damit arrangieren und daran gewöhnen.« Oder: »Sie dramatisieren jetzt aber – aus der Wäsche wäscht sich doch kein Mikroplastik.« Oder: »Wir brauchen doch auch Dreck. Und wenn ich es sauber haben will, dann nehme ich halt ein Desinfektionsspray.« Daran erkenne ich: Es muss noch einiges an Bewusstseinsarbeit geleistet werden, und viele wissen es bisher einfach nicht besser. Wenn ich die Hintergründe dann erklärt habe, sehe ich schockierte Gesichter, und viele Zuhörerinnen und Zuhörer sind dankbar, dass sie die Wahrheit erfahren haben. Manchmal bestürzt es mich, zu sehen, wie viel Unkenntnis und Unbedarftheit herrschen, und es ist mühsam, die Menschen aufzuklären. Aber wenn ich nur einen Einzigen bei einer solchen Veranstaltung dazu inspirieren kann, anders zu handeln, hat es sich schon gelohnt, und so wiederhole ich mich gern gebetsmühlenartig.

Die meisten denken beim Thema »Entgiften« an die inneren Organe und an eine Darmreinigung. Doch es ist noch viel umfassender. Denn was erst gar nicht in den Körper kommt, das muss dann auch nicht mühsam wieder ausgeschieden werden. So kommen schnell die Themen »Haut«, »Hautpflege« und »Kosmetik« dazu. Viele achten beim Essen darauf, dass wirklich alles bio ist – vielleicht noch dazu vegan. Doch bei der Auswahl des neuesten Lippenstifts kann es schon einmal vorkommen, dass die eigenen Prinzipien über Bord geworfen werden: »Hauptsache, es sieht gut aus.« In Lidschatten, Foundations und Co. fliegen einem schon einmal Schwermetalle, Silikone und Parabene, Produkte von lebenden oder toten Tieren sowie Nanopartikel um die Ohren – das alles ist, wie ich finde, ein völlig unterschätztes Thema.

Unser Lebensstil, die Umweltbedingungen, die Luft, die wir täglich atmen, und das Wasser, das wir trinken, haben ebenfalls Einfluss auf uns. Leben wir abgeschieden von Hektik und Trubel in der Natur, oder sind wir Stadtmenschen? Auch das hat viel mit unserer eigenen Toxinbilanz zu tun. Und leider ist heute auch die Landluft vom letzten Spritzvorgang belastet. Elektrosmog, der für unser Auge unsichtbar ist, oder viel Lärm können uns ebenso aus der Balance bringen.

Wer kennt nicht den Ausspruch »My home is my castle«? In unserem Zuhause wollen wir es schön, sauber, angenehm duftend und kuschelig haben. Vielleicht leben auch kleine Kinder oder Tiere im Haushalt, dann ist das Hygienebedürfnis oft noch größer. Was können wir für die Sauberkeit tun, ohne dabei unser Immunsystem anzugreifen? Und wie ist das auf Reisen, wenn wir in einem anderen, uns fremden Mikrobenumfeld sind? Wie können wir uns auf natürliche Art und Weise besser schützen?

Auch negative Gedanken und Emotionen dürfen beim Entgiften nicht unbeachtet gelassen werden. Wem ist nicht schon einmal die sprichwörtliche Laus über die Leber gelaufen? Wenn dies zum Dauerzustand wird, kann auch das den Körper vergiften.

Seit rund 25 Jahren beschäftigen mich Themen rund um die ganzheitliche Gesundheit. Ich lernte in meiner Ausbildung zur Biofeedback-Therapeutin viel über den menschlichen Körper und über toxische Belastungen. Seit 2009 arbeite ich mit dem Biofeedback- und Bioresonanzgerät SCIO. Dann sind mir 2013 die ätherischen Öle in ihrer reinsten Form vorgestellt worden. Nach und nach zogen mich diese Essenzen immer stärker in ihren Bann, und heute kann ich mir

meinen Alltag ohne sie gar nicht mehr vorstellen. Die Düfte in ihrer reinsten Form durchziehen wirklich alle Lebensbereiche meiner Familie. Sie haben ihren festen Platz in unserem Alltag und Haushalt gefunden. Anfangs benutzten wir zu Hause nur zwei ätherische Öle regelmäßig, um das Mikroplastik aus den Zellen zu bekommen. Doch allmählich veränderten sich auch unsere Ernährungsgewohnheiten und unser Putzverhalten. Ich hätte das am Anfang nicht für möglich gehalten.
Alles, was atmet, kann mit ätherischen Ölen in reinster Form unterstützt werden, Tiere, Pflanzen und natürlich wir Menschen. Seit Tausenden von Jahren nutzt die Menschheit die Kraft der Pflanzen, sei es in frischer, getrockneter oder konzentrierter Form als ätherische Öle. Sie haben eine vielschichtige Wirkung und können uns körperlich, emotional und mental unterstützen. Wenn wir also das Thema »Entgiften« näher betrachten, so gibt es eine Reihe von Pflanzen, die den Reinigungsprozess sehr gut begleiten können und helfen, emotionale Lasten abzuwerfen und positive Gedanken zu stärken. Alle Ebenen sind miteinander verwoben, ein gesunder Geist lebt in einem gesunden Körper. Und um den Körper gesund zu halten, muss man heute einige Hebel in Bewegung setzen, da wir alle vielfältig belastet sind.

Ich erlebe immer wieder, dass Menschen glauben, ätherische Öle gut zu kennen, weil sie zu Hause ein Fläschchen für die Duftlampe haben. Ich möchte daher an dieser Stelle ein paar Aspekte nennen, die solche ätherischen Öle, mit denen ich arbeite, von anderen unterscheiden. Aus rechtlichen Gründen kann ich hier keine Firmennamen nennen. Bei Interesse können Sie sich aber gern an mich wenden.
Pflanzen bilden ätherische Öle, um sich vor schädlichen Mikroorganismen wie Bakterien, Viren und Parasiten zu schützen. In ei-

nem ätherischen Öl, das aus der Pflanze destilliert wurde, sind diese Eigenschaften in mehrfach verstärkter Form vorhanden. Damit die komplette Essenz der Pflanze enthalten ist, ist der Destillationsprozess entscheidend. Hier trennt sich nämlich die Spreu vom Weizen. Ein 100 % reines ätherisches Öl – das allein sagt noch nicht so viel aus. Es gibt für jede Pflanze die optimale Dauer, Temperatur und den perfekten Druck bei der Destillation. Wird z. B. zu schnell und zu heiß destilliert, dann ist das, was im Fläschchen ankommt, zwar ein natürliches ätherisches Öl, aber eben nicht vollständig. Ich sage immer gern: Es kommt nicht auf die einzelne Geige an, sondern auf das Zusammenspiel des gesamten Orchesters. Erst wenn sich alle Bestandteile aus der Pflanze gelöst haben, entsteht ein ätherisches Öl, das die ganze Wirkkraft der Pflanze, die tatsächliche Essenz in ihrer reinsten Form, aufweist. Dann eröffnet sich uns mit nur einem Tropfen eine Fülle von Möglichkeiten.

Dies lässt sich gut am Beispiel der Zypresse verdeutlichen: Die Pflanze hat 280 wirksame Bestandteile. Wird sie 20 Stunden lang destilliert, dann lösen sich gerade einmal 20 Bestandteile, da die Zypresse sehr viele schwere Moleküle enthält. Die meisten Hersteller von ätherischem Zypressenöl destillieren aus Kostengründen nur dreieinhalb Stunden. Das, was dann im Fläschchen landet, ist rein, natürlich – aber eben nur ein kleiner Auszug von dem, was in der Pflanze steckt. Um alle Bestandteile der Zypresse zu lösen, sollte die Destillationszeit 24 Stunden betragen. Wenn Sie ein so destilliertes ätherisches Öl einmal erleben, dann merken Sie, wie satt der Duft ist. Wenn ich in diesem Buch von ätherischen Ölen spreche, dann meine ich ebensolche Essenzen mit allen Wirkbestandteilen.

Es ist immer wieder erfüllend, zu sehen, wie Menschen zum ersten Mal ein ätherisches Öl mit allen Wirkbestandteilen erfahren. Es riecht

intensiv und fühlt sich rund und harmonisch an. Menschen, die besonders feinfühlig sind, haben mir berichtet, dass sie merken, wie es unmittelbar die feinstofflichen Schichten stabilisiert. Eine besonders nette Rückmeldung einer Anwenderin war diese: »Ein normales ätherisches Öl fühlt sich für mich wie ein Teelicht an und das mit allen Wirkbestandteilen wie ein Feuerwerk.«
Die ätherischen Öle in dieser besonderen Qualität riechen so wie die Ursprungspflanzen und weisen keine künstliche Note auf. Es kann auch vorkommen, dass sie je nach Jahrgang etwas anders duften – ähnlich wie beim Wein haben Sonneneinstrahlung, Temperatur, Regen und die Bodenbeschaffenheit eine direkte Auswirkung auf das jeweilige ätherische Öl.

2013 waren mir diese Unterschiede noch nicht bewusst. Ich würde heute kein ätherisches Öl mehr ohne vorherige Beratung kaufen. Mittlerweile habe ich 18 Farmen in verschiedenen Ländern besucht, dort mit meinen eigenen Händen in der Erde gearbeitet und Einblick in Anbau, Pflege, Ernte und Destillation gewonnen. Damit ein so hochwertiges ätherisches Öl entsteht, braucht die Pflanze bestmögliche Wachstumsbedingungen, idealerweise ist sie aus dem Samen gezogen. Das ist leider nicht die Norm. Oft werden aus einer perfekten Pflanze Ableger genommen. Ein Feld mit solchen »Klonpflanzen« sieht aus wie aus einem Guss und ist durchaus eine Augenweide. Ein Feld voller Pflanzen, die aus dem Samen gezogen wurden, weist dagegen unterschiedliche Farbnuancen auf. Die Qualität des ätherischen Öls von einer Pflanze, die aus einem Ableger gewonnen wurde, ist aber nicht so hoch wie desjenigen, für das die Pflanze aus einem Samen gewachsen ist. Diese musste viel mehr Widerstandskraft entwickeln und produziert daher deutlich intenstivere Begleitstoffe.

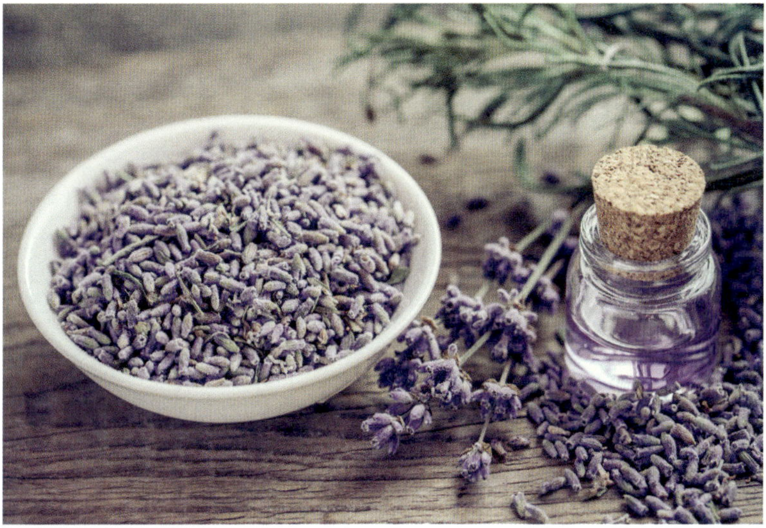

Damit ein hochwertiges ätherisches Öl entstehen kann, braucht die Pflanze aber auch die richtige Bodenbeschaffenheit, das optimale Klima, die richtige Lage, und auch der absolute Verzicht auf Herbizide, Pestizide, Fungizide und synthetische Dünger ist erforderlich. Andere Verunreinigungen wie durch Schwermetalle sollten ebenfalls vermieden werden. Durch die sich verändernde Umwelt ist es erforderlich, Öle intensiv und exakt zu testen. Dazu braucht es teure und sehr sensible Messinstrumente. Selbst wenn ein Farmer biologisch arbeitet, können Belastungen aus der Umwelt die Pflanzen beeinflussen, was wiederum Auswirkungen auf die Qualität des ätherischen Öls hat.

Wichtig ist mir ebenfalls, dass pflanzen- und tierfreundlich geerntet wird. Am Beispiel des Lavendels wird das schnell deutlich: Wird er konventionell geschreddert, damit mehr Pflanzenmaterial in einen Destillationskessel passt, so verliert das Schnittgut bereits 20 % der

ätherischen Öle, denn sie sind leicht und flüchtig. Viel schlimmer ist jedoch, dass Bienen dabei manchmal mitgeschreddert werden. Ich schätze es sehr, wenn die Pflanze am Halm geschnitten wird und die Insekten noch die Möglichkeit haben, wegzufliegen.
Es gibt viele Firmen, die bei der Gewinnung der ätherischen Öle ausschließlich auf Schnelligkeit setzen und die Pflanzen übermäßig belasten oder sogar zerstören. Auch die Farmer, die an der Produktion der ätherischen Öle beteiligt sind, werden leider oft nicht fair bezahlt und arbeiten unter schlechten Bedingungen. Die Kraft der ätherischen Öle wird immer bekannter, und die Nachfrage steigt. Umso stärker geht es darum, maßvoll zu ernten und nicht die Gier herrschen zu lassen, um kurzfristig Profit zu machen. Wir haben das kürzlich beim Weihrauch erlebt, der in Somalia übererntet wurde. So etwas ist kurzsichtig und dient keinem.

Seit Tausenden von Jahren werden ätherische Öle zu vielfältigsten Zwecken genutzt, sei es in den Hochkulturen im Alten Ägypten, in Griechenland, Italien, China oder Indien. Es gibt sehr umfangreiche Aufzeichnungen, wie zu antiken Zeiten Pflanzen und auch ätherische Öle wirksam eingesetzt wurden, z. B. das »Papyrus Ebers«, das »De materia medica« des griechischen Arztes Dioskurides oder auch Aufzeichnungen von Hildegard von Bingen in ihrem Werk »Physica«. Das ätherische Öl einer Pflanze könnte man auch als ihr Blut bezeichnen. Die Kraft der Pflanzen ist mit unserem menschlichen Organismus sehr gut vereinbar – das Natürlichste, was wir unserem Körper geben können.
In den letzten 200 und speziell in den letzten 50 Jahren wurde vieles, was die Natur erschaffen hat, im Labor nachgebaut und weiterentwickelt. Wir haben uns mit der Zeit von der Natur entfremdet und ihrer

Weisheit den Rücken gekehrt. Große Teile des Wissens, über das unsere Großeltern noch verfügten, ist in Vergessenheit geraten.

In diesem Ratgeber möchte ich Ihnen einfache Tipps für Selbstanwendungen geben unter dem Motto »Zurück zur Natur«. Schon Sebastian Kneipp sagte: »Wer nicht jeden Tag etwas für seine Gesundheit aufbringt, wird eines Tages sehr viel Zeit für die Krankheit opfern.«

Es gibt grundsätzliche Dinge, die Sie tun können, um gesund zu bleiben:

- Trinken Sie ausreichend sauberes Wasser.
- Essen Sie so biologisch und so regional wie möglich, und bereiten Sie Ihre Speisen selbst zu.
- Tun Sie täglich etwas für Ihre Fitness.
- Leben Sie im Einklang mit der Natur.
- Achten Sie auf ausreichend Schlaf.
- Verzichten Sie in den Bereichen im Alltag, auf die Sie Einfluss haben, so gut es geht auf Gifte.

Alles nicht wirklich etwas Neues – und dennoch von zentraler Bedeutung und meist zu wenig beachtet! Ich glaube, dass wir eine Riesenverantwortung haben. Unser Planet ist schon so geschunden. Wenn man vor Jahren meinte, es sei fünf vor zwölf, so haben wir aus meiner Sicht nun schon kurz nach zwölf – den vorigen Zustand können wir nicht wiederherstellen. Wollen wir unseren Kindern eine einigermaßen lebenswerte Umwelt hinterlassen, dann ist jede und jeder von uns aufgefordert, sein tägliches Tun zu überdenken. Und auch dazu möchte ich Ihnen wieder alltagstaugliche Tipps aus dem Reich der

Pflanzen und ätherischen Öle geben. Denn ich glaube, dass von Zimt und Nelke im Waschwasser noch kein Fisch gestorben ist. Wer weiß, was die herkömmlichen Saubermacher im Wasser anstellen, wenn sie die Kanalisation hinunterrauschen … Ich glaube, wir können es uns schon vorstellen, wir wollen es nur nicht.

GIFTE UMGEBEN UNS VON FRÜH BIS SPÄT

Die individuelle Gesundheit hängt stark von dem gesunden Gewimmel ab, das mit uns in Symbiose lebt – unserem Mikrobiom. Es sind Mikroorganismen wie Bakterien, Viren, Pilze und Parasiten, die maßgeblich über die Zuverlässigkeit des Immunsystems bestimmen. Sie sind überwiegend im Darm angesiedelt, aber auch auf der Haut zu finden. Die tägliche Hygieneroutine und alles, was wir einatmen, essen und trinken, hat positive oder negative Auswirkungen auf das Mikrobiom. Mit jedem Bissen, den wir zu uns nehmen und der Spuren von Herbiziden, Pestiziden, Insektiziden etc. aufweist, machen wir das gesunde Milieu kaputt.

Einige ziehen gegen diese Mikroorganismen in den häuslichen Krieg und besprühen ihre Umgebung mit Chemie – zugunsten der vermeintlichen Sicherheit, dann ein keimfreies Zuhause zu haben. Die Werbung trägt ihren Teil dazu bei, diesen Wunsch zu hegen. Da ist der Teppich, der dank des neuen Teppichschaums von Tierhaaren und Schmutz befreit wurde, weshalb man das Kleinkind wieder unbesorgt darüberkrabbeln lassen kann. Oder die Fliesen, die die Kinder vorher schmutzig gemacht haben, strahlen nun heller als der Sonnenschein und gaukeln einem die perfekte Sauberkeit vor.

In Europa sind 60 000 chemische Substanzen registriert, die z. B. in Putzmitteln zu finden sind. Sie wurden untersucht und für unbedenklich erklärt. Über die Interaktion der unterschiedlichen Stoffe miteinander tappt man jedoch im Dunklen, darüber gibt es keine Forschung.

Im Folgenden möchte ich Ihnen ein Beispiel für einen ganz normalen und Ihnen sicherlich vertrauten Tagesablauf geben, aus dem ersichtlich wird, wie oft uns etwas Giftiges oder gesundheitlich Bedenkliches begegnet.

Sie liegen im Bett. Ihr Handy oder Funkwecker teilt Ihnen mit, dass ein neuer Tag anbricht. (Wir sehen den Elektrosmog zwar nicht, dennoch ist er da. Liegt das Handy eingeschaltet auf dem Nachttisch, ist das Gehirn auch die ganze Nacht der Strahlung ausgesetzt und kommt nicht zur Ruhe.)

Im Badezimmer putzen Sie Ihre Zähne mit einer konventionellen Zahncreme voll mit Tensiden, Fluorid und Nanoteilchen aus Titandioxid. (Titandioxid ist ähnlich schädlich für die Lunge wie Asbest. Und so etwas nehmen wir täglich mindestens zweimal in den Mund.) Sie gehen unter die Dusche – herrlich, das warme Wasser umschmeichelt Ihren Körper. (Wir haben kein »neues« Wasser auf unserem Planeten. Wasser ist immer im Kreislauf. Mit dem Wasser, das aus der Leitung strömt, kommen auch Mikroplastik, Medikamenten- und Hormonrückstände sowie Schwermetalle zu uns, die wir über die Haut aufnehmen.) Das Duschgel duftet so herrlich. Die Haare waschen Sie mit einem Shampoo und nehmen auch gleich noch die passende Spülung dazu. (Stoffe, die uns unter der Dusche unterkommen können, sind z. B. SLS, SLES, Cocamidopropyl, Betaine, Glycerin, Isopropanol, Quatenium, Steinkohleteer, DEA, TEA, Propylenglykol oder Formaldehyd. Sie können Krebs auslösen, die Augen reizen, sich in den Organen anreichern, Asthma hervorrufen, das Nervensystem schädigen oder fruchtschädigend sein. Und das Kindershampoo verursacht nicht etwa deshalb keine Tränen, weil es frei von bedenklichen Stoffen ist, sondern, weil es ein Betäubungsmittel enthält.) Nach dem Duschen sprühen Sie Deo unter die Achseln. (Wer es klassisch macht, greift auch gleich mal zur Aluminiumkeule, die z. B. bei Frauen zu Brustkrebs führen kann. Außerdem steht Aluminium im Verdacht, Alzheimer zu begünstigen.) Vor allem bei den Damen folgt das Make-up. (Lidschatten enthält Schwermetalle wie Quecksilber. In Wimperntusche können Silikone und Parabene enthalten sein, also Produkte der Erdölindustrie. Diese Stoffe haben einen Einfluss vor allem auf die Geschlechtsdrüsen und in der Folge auf das Hormonsystem. Die Foundation für einen strahlenden Teint kann Inhaltsstoffe enthalten, die Sie sonst mühsam zu vermeiden suchen.) Noch ein Spritzer vom betörenden neuen Parfüm. (Leider wurde hier der Natur etwas nachgeholfen, und das Duftwasser beinhaltet im Labor zusammengebaute Aromastoffe. Diese ahmen die Natur nach, unsere Zellen erkennen aber, dass es sich nicht um natürliche Substanzen handelt, und leiten die Moleküle an die Leber weiter.) Wenn Sie als Frau Ihre Monatsblutung haben, braucht es noch Tampon oder Binde. (In diesen Produkten wurden Glyphosatrückstände aus der Baumwollproduktion nachgewiesen. Die Alternative wäre z. B. Periodenunterwäsche, eine umweltfreundliche Menstruationstasse oder zumindest Produkte aus dem Bioladen, die frei von chemischen und anderen bedenklichen Rückständen sind.)

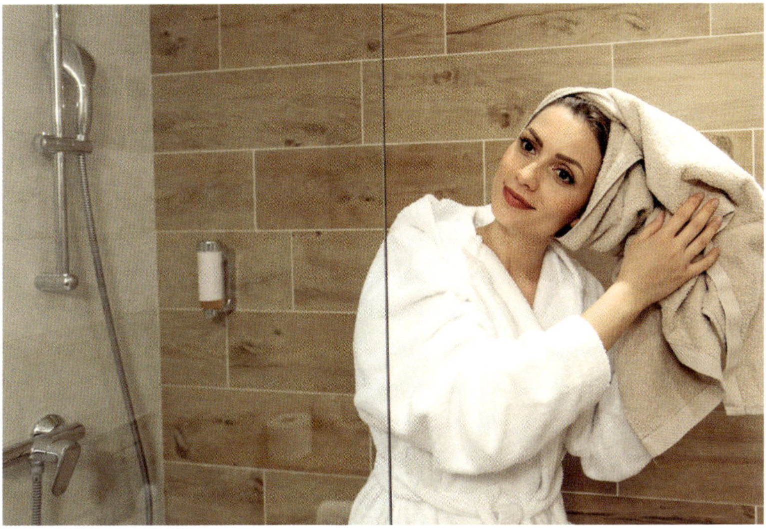

Damit ist Ihre Morgenhygiene erledigt. (Wenn Sie nach geschätzten 20 Minuten aus dem Badezimmer kommen, kann es gut sein, dass Sie schon mit einem Großteil der rund 300 chemischen Substanzen in Berührung gekommen sind, mit denen jeder Mensch im Durchschnitt täglich Kontakt hat. Und jetzt haben Sie noch nicht einmal etwas gegessen. Und angezogen sind Sie auch noch nicht.)

Sie streifen das Schnäppchenkleid oder die Jeans über. (Diese sind vielleicht in Indien hergestellt und gefärbt worden. Die quietschigen Farben strotzen nur so von gefährlichen Inhaltsstoffen, und damit im Container die Ware nicht von Insekten angefressen wird, wird sie für den Transport ordentlich eingesprüht. Daher ist es wichtig, neue Klamotten vor dem Tragen erst einmal zu waschen. Ein Tipp: Secondhand kann nicht nur interessant sein, weil sie den Geldbeutel schont, sondern auch, weil das Kleidungsstück in der Regel bereits vielfach gewaschen wurde und die Gifte schon weitgehend verschwunden sind – allerdings im Abwasser. Und apropos: Wäschewaschen! Wissen Sie, was alles in Waschpulver und Weichspüler enthalten ist?)

Zum Frühstück essen Sie Cornflakes mit einem Himbeerjoghurt. (Diese Lebensmittel sind voller Zucker und künstlicher Aromen. Mittlerweile kann jeder nur erdenkliche Geschmack chemisch erzeugt werden.) Danach stellen Sie noch schnell das Geschirr in die Spülmaschine und legen ein Tab ein. (Kennen Sie die Inhaltsstoffe dieses Tabs? Es bleiben immer Rückstände auf Geschirr und Besteck, die wiederum Einfluss auf die Darmflora haben können.)

Sie fahren mit den öffentlichen Verkehrsmitteln, um Sie herum schnäuzen sich die anderen Fahrgäste. Ein Angriff auf Ihr Immunsystem. Sie greifen in Ihre Tasche zum Desinfektionsmittel. (Die Mikroorganismen lachen sich ins Fäustchen, denn dieser Chemikaliencocktail kann ihnen nicht viel anhaben. Sie kennen die diversen Mittelchen bereits und haben sich daran gewöhnt. Bakterien, Viren und Pilze leben schon ein bisschen länger auf dem Planeten und sind Meister der Anpassung.)

Vielleicht haben Sie einen Bürojob und sind von PC, Drucker und künstlichen Lichtquellen umgeben. (Diese Geräte produzieren sogenannte Positiv-Ionen und stressen den Körper. Der hohe Blaulichtanteil von Bildschirm und künstlichem Licht haben einen Einfluss auf das Hormonsystem und bringen vor allem die Zirbeldrüse durcheinander, wodurch es sein kann, dass Sie abends schlechter einschlafen und nicht richtig in die Tiefschlafphase kommen.)

Endlich Mittagspause! Sie gehen zum Metzger und schauen, was er heute Leckeres im Angebot hat. (Sie wissen nicht, was Sie alles mit Ihrer Leberkäsesemmel mitessen, da die Zutaten bei offenen Waren nicht deklariert werden müssen. In der Wurst sind Phosphate, Nitrate, hohe Mengen von Salz, aber auch Zucker enthalten. In tierischen Produkten finden sich darüber hinaus Medikamentenrückstände, Hormone und die beim Transport und bei der Schlachtung ausgeschütteten Stresshormone der Tiere. Wer gern rohes Fleisch oder rohen Fisch isst, der bestückt seinen inneren Kleintierzoo gleich neu, denn jedes Tier hat Parasiten. Auf dieser mikrobiellen Ebene sehen manche Ärzte eine große Gefahr auf uns zukommen.)

Nach getaner Arbeit wieder in den eigenen vier Wänden angekommen, wollen Sie es sich richtig gemütlich machen und wischen vorher mit einem Reiniger feucht durch, es soll ja schön sauber sein. In die Toilette kippen Sie einen Spezialreiniger, der Urinstein intensiv bekämpft. (Wussten Sie, dass Putzen mit chemischen Mitteln eine ähnliche Wirkung auf den Körper hat wie, 20 Zigaretten zu rauchen?*) Das Putzwasser wird dann in die Toilette gegossen. (Das Problem hierbei ist die Interaktion der vielen verschiedenen Substanzen in der Kanalisation. Die Kläranlagen schaffen es nicht, das alles wieder herauszufiltern.)

Wir haben noch nicht darüber gesprochen, was Sie an dem Tag trinken und woraus. Wie Ihre Lebensmittel verpackt sind. (Die Inhaltsstoffe von Plastikverpackungen können in die jeweilige Ware übergehen …)

* Vgl. www.thoracic.org/about/newsroom/press-releases/resources/women-cleaners-lung-function.pdf (Stand: 25.04.2024).

Wenn man sich dies alles bewusst macht, ist es doch erschreckend, was unser Körper täglich an Schadstoffen aufnimmt, oder? Wir Menschen sind wie wandelnde Toxinfässchen. Täglich kommt ein neuer Schwall unterschiedlicher Stoffe hinzu. Irgendwann ist das Fässchen voll, und dann heißt es: »Plötzlich und unerwartet ist dieses und jenes passiert.« Nein, es kam nicht aus heiterem Himmel – wir haben nur vorher die Warnungen des Körpers nicht gehört oder nicht hören wollen.

Deswegen gilt es meiner Ansicht nach, radikal unsere Gewohnheiten zu überdenken und neu auszurichten. Es ist klar, dass es uns nicht immer und in allen Bereichen gelingt, doch wenn sich jeder bemüht, toxinfreier zu leben, ist schon viel erreicht. Es geht manchmal darum, ein paar Abstriche bei der Bequemlichkeit zu machen, einen einfacheren Lebensstil zu führen, der aber nicht schlechter sein muss. Wir sollten uns wieder stärker an der Natur orientieren und Kosmetik-, Putz- und Hygieneartikel mit einfachen Zutaten selbst herstellen. Das ist ein nachhaltiges Verhalten, das aber auch mit viel Genuss verbunden ist. Es lohnt sich also!
Und nun kommen wir zu den ätherischen Ölen in ihrer reinsten Form mit allen Wirkbestandteilen. Sie duften toll, haben ein breites Wirkspektrum, helfen, ein hygienisches Umfeld zu zaubern, und fügen der Natur keinen Schaden zu – im Gegenteil: Sie können dabei unterstützen, die Balance wiederherzustellen, sei es in den Gewässern, im Boden oder auch in uns. Spannend? Dann schauen wir uns das gemeinsam näher an.

WAS KÖNNEN ÄTHERISCHE ÖLE FÜR UNS TUN?

Ätherische Öle mit allen Wirkbestandteilen sind vielseitig anwendbar, sehr wirksam, dabei ungiftig, umweltschonend, und sie riechen toll. Sie sind die perfekte Begleitung bei Entgiftungsprozessen, indem sie Körperfunktionen wie den Stoffwechsel, die Durchblutung und die Zellerneuerung unterstützen oder auch die Psyche stärken.

Alles, was wir täglich tun, hat einen langfristigen Effekt – im Guten wie im Schlechten. Was mir an der Anwendung der ätherischen Öle so gut gefällt, ist, dass sie einfach und zeitsparend ist und dabei noch eine umfassende Wirkung auf folgende Bereiche hat:

- **Körper –** Wir können mit ihr unserem Körper dabei helfen, sich von Giften zu befreien, und die gesunden Funktionen optimal unterstützen.
- **Emotionen –** Auch unausgeglichene Gefühle können wie Gift für uns sein. Hier erlangen wir durch die gezielte Anwendung der Öle mehr Balance.
- **Geist –** Aus unseren negativen Gedanken werden Worte und später Handlungen. Daher ist es wichtig, auf positive Gedanken zu achten, wobei uns die ätherischen Öle unterstützen können.
- **Umfeld –** Mithilfe der ätherischen Öle können wir dort, wo wir leben, wohnen und arbeiten, ein giftfreies Umfeld mit einem Wohlfühlambiente und den besten Entfaltungsmöglichkeiten erschaffen.

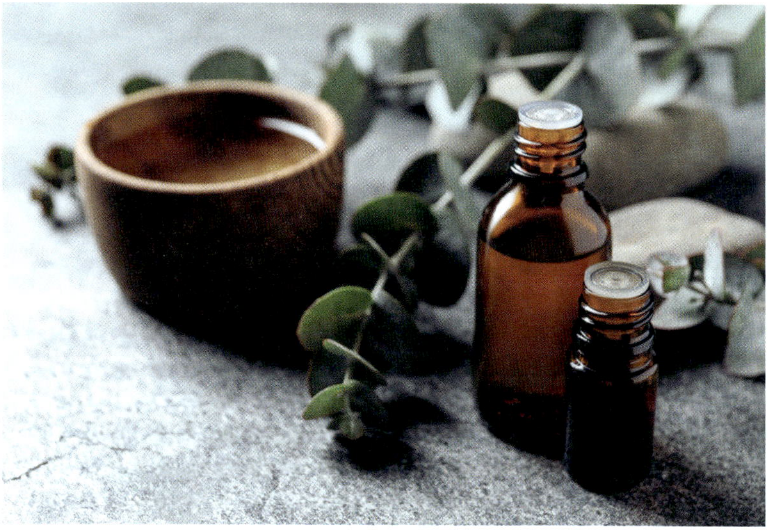

Durch die steigenden Umweltbelastungen altern unsere Zellen schneller. Ist es da verwunderlich, dass immer mehr Menschen und Tiere unter Autoimmunerkrankungen leiden? Die sogenannten petrochemischen Stoffe sind nicht nur schädigend für z. B. das Hormonsystem, insbesondere die Geschlechtshormone, sie wirken auch wie ein Magnet für Schwermetalle. Die Folge: Reichert sich viel Mikroplastik im Körper an, steigt die Gefahr, dass vermehrt Schwermetalle eingelagert werden. Diese anorganischen Fremdstoffe kann der Körper zunächst ganz gut handhaben, er baut einfach eine Fettzelle darum. Es kommt allerdings vor, dass sich irgendwo im Körper eine Zelle entzündet, das kann z. B. im Darm geschehen. Bleibt diese unentdeckt, wird von »Silent Inflammation« oder »Stiller Entzündung« gesprochen. Im Fall des Darms ist dies eine Folge von Abfallprodukten der geschädigten Darmflora und vielen anderen kleinen Faktoren. Sagen wir – sehr vereinfacht gesprochen –, die Zelle ist irgendwann so entzündet, dass sie kaputtgeht. Dann werden eingelagerte Giftstoffe freigesetzt, und zudem schwimmen körpereigene Zellfetzen im Blut umher. Der Körper erkennt ihren organischen Ursprung und bildet nun Antikörper. Durch diese richtet sich die Abwehrfunktion nicht nur gegen die Zellfragmente im Blut, sondern es wird z. B. auch die Blutbahnwand angegriffen. Der Körper arbeitet gegen sich selbst (Autoimmunkrankheit). Schuppenflechte, Multiple Sklerose, Schilddrüsenfunktionsstörungen wie Hashimoto-Thyreoiditis und Morbus Basedow sowie weitere Zivilisationskrankheiten basieren auf diesem Phänomen.

Eine ganz schön verfahrene Situation. Aber nun treten die ätherischen Öle mit allen Wirkbestandteilen auf den Plan. Diese weisen im Durchschnitt 200–500 einzelne Moleküle auf. Dabei haben drei Hauptgruppen sehr faszinierende Eigenschaften:

- Phenylpropanoide: Sie reinigen die Zellrezeptoren, die durch Umwelteinflüsse wie verklebt sein können, bekämpfen schädliche Mikroben und Parasiten. Es gibt an die 100 unterschiedliche Phenylpropanoide. Eines ist z. B. Eugenol, das in der Nelke nachgewiesen werden kann, andere kommen u. a. in Pfefferminze, Basilikum und Wintergrün vor.
- Monoterpene: Die Hauptaufgabe der Monoterpene ist die Reparatur. Sie erinnern die Zelle an die ursprüngliche DNA. Im übertragenen Sinn wird ein Neustart der Zelle erzielt und das unverfälschte Programm wieder aktiviert. Das machen vor allem die sogenannten D-Limonene, die besonders in Zitrusfrüchten wie Orange, Zitrone und Grapefruit vorkommen, aber auch in Harzen, z. B. Weihrauch.

- Sesquiterpene: Diese Molekülgruppe hilft, schädigende Zellen zu stoppen. Durch Umwelteinflüsse entartete Zellen können von ihnen ausgebremst werden. Es gibt unzählige Variationen von Sesquiterpenen, zu denen z. B. Bisabolen zählt, das u. a. in Zedernholz, Sandelholz, Vetiver, Patchouli und Myrrhe nachgewiesen wurde.

Nun könnte man vielleicht denken: »Prima, dann baue ich diese Superstoffe einfach kostengünstig im Labor nach.« Doch die Natur kann man nicht überlisten. Natur erkennt Natur – unsere Körperzellen erkennen die Pflanzen und das synthetische Produkt eben nicht. Deswegen ist die Qualität bei ätherischen Ölen so entscheidend. Es geht nicht allein um ihren Duft, sondern darüber hinaus um ihre tiefere Wirkung, die nur dann erreicht wird, wenn der Grundstoff rein, ohne künstliche Stoffe gewachsen ist und gepflegt, zum richtigen Zeitpunkt geerntet und nach der richtigen Konsolidierungsphase beim richtigen Druck, der richtigen Temperatur und Dauer destilliert wurde.

Das Feld der Anwendungsmöglichkeiten von ätherischen Ölen ist groß. Nehmen wir als Beispiel das Orangenöl: Dieses kalt gepresste Öl wird aus der Schale von Bio-Orangen gewonnen. Es ist vielseitig nutzbar und vergleichsweise günstig. Seine Wirkstoffe entspannen und helfen dabei, die Ausschüttung des Stresshormons Cortisol zu reduzieren. Der Duft der Orange wirkt stimmungsaufhellend. Generell ist die Gewinnung der kalt gepressten ätherischen Zitrusöle relativ einfach, die Herausforderung ist vielmehr, die erforderliche Menge an Bio-Früchten zu finden.
Ich nutze gern jeden Tag einen Cocktail aus den ätherischen Ölen von Orange, Pfefferminze, Zedernholz und Nelke, indem ich sie, mit et-

was Trägeröl verdünnt, als Massageöl verwende oder je 1 Tropfen pur zwischen den Händen oder auf den Fußsohlen verreibe. Praktisch ist auch, sich diese vier ätherischen Öle pur oder mit Trägeröl verdünnt in ein Roll-on-Fläschchen zu füllen und mehrmals am Tag auf den Handflächen aufzutragen und dann daran zu riechen. Ich gebe auch gern ätherisches Zitronen- oder Orangenöl, die für die innere Einnahme geeignet sind, in stilles Wasser, um es aufzupeppen und die Reinigung und Verjüngung der Zellen anzustoßen.

Vielleicht fragen Sie sich jetzt, ob das nicht übertrieben ist. Es ist schon sinnvoll, sich behutsam heranzutasten, denn richtig angewandt sind die ätherischen Öle sehr wirkungsvoll. Ich empfehle, mit wenigen Anwendungen und Ölen anzufangen und die Menge nach und nach zu steigern. Der Körper ist wohl unser feinstes Messinstrument. Er weiß, was ihm guttut. Wenn ein ätherisches Öl nicht die gewünschte Wirkung zeigt, braucht er vielleicht ein anderes. Jeder von uns ist einzigartig, daher hat auch jeder eine individuelle Reaktionszeit. Für Kinder sollten die ätherischen Öle immer mit Trägeröl verdünnt werden. Lassen Sie sich beraten, was für sie geeignet ist.

Wichtiger finde ich die Frage, ob die Gifte zu viel für unseren Körper sein könnten. Wenn wir uns bewusst oder unbewusst jeden Tag einer Vielzahl von Toxinen aussetzen, sollten wir uns nicht vielmehr darum sorgen? Wenn wir halbwegs heil durch den Alltag unseres »zivilisierten« Lebens kommen wollen, dann sind die ätherischen Öle in ihrer reinsten Form mit allen Wirkbestandteilen notwendig – sie sind die Lösung!

In einer Welt, in der wir in Giften förmlich ersticken – unsere Zellen tun es zumindest –, sichern sie unser (Über-)Leben. Mein Anspruch ist nicht, mit den ätherischen Ölen zu heilen, sondern, die unterschiedlichen Körpersysteme zu stärken. Wenn der Körper mehr Energie hat, dann kann er notwendige Reparaturprozesse selbst durchführen. Er weiß genau, wo er was braucht. Wenn wir ihm die richtigen Baustoffe zur Verfügung stellen, so rein und natürlich wie möglich, dann können wir eine ganz andere Lebensqualität erfahren und ganzheitliche Gesundheit auf allen Ebenen manifestieren.

Gegen alles ist ein Kraut gewachsen, deshalb nutze ich sowohl Garten- als auch Wildkräuter. Diese können frisch oder getrocknet in Speisen oder als Tee verwendet werden. Zusätzlich nutze ich die ätherischen Öle auf vielfache Weise. Der Unterschied zwischen frischen Pflanzen und Destillaten besteht darin, dass die Wirkung des destillierten ätherischen Öls konzentrierter ist und es dadurch eine vielfach stärkere Wirkung hat gegenüber dem ätherischen Öl der frischen Pflanze.

WIE KÖNNEN DIE ÄTHERISCHEN ÖLE ANGEWANDT WERDEN?

Über die Duftwahrnehmung: Durch die Nase gelangen die Duftmoleküle ins Riechzentrum im Gehirn und haben eine sofortige Wirkung auf uns. Manche Düfte wirken anregend, andere entspannend oder harmonisierend. Für die Dufterfahrung können Sie je nach persönlicher Vorliebe direkt vom Fläschchen ein paar Atemzüge inhalieren, 1 Tropfen auf die Handfläche geben, verreiben und von dort inhalieren oder mit einem Ultraschallvernebler zur Raumbeduftung verteilen.

Achtung: Bei Asthma bitte nicht direkt inhalieren, das könnte zu intensiv sein.

Dass neben der Nase auch das Gehirn am Riechen beteiligt ist, ist bekannt. Darüber hinaus gibt es jedoch viele weitere Körperregionen, die mit Geruchsrezeptoren ausgestattet sind, z. B. die Haut, die Nerven, das Herz, die Hauptschlagader, die Blutgefäße, die Muskeln, die Nieren, die Lunge, die Schilddrüse, die Hoden, die Prostata und die Organe des Verdauungssystems. Einige dieser Rezeptoren sind an der Regulation des Stoffwechsels und des Haarwachstums beteiligt oder beeinflussen die Zellteilung. Durch diese Erkenntnis können wir die ätherischen Öle noch bewusster anwenden.
Die Erfahrung zeigt, dass es den meisten Menschen viel leichter fällt, regelmäßig natürliche Düfte zu nutzen als z. B. Pillen einzunehmen, und die kontinuierliche Anwendung macht schließlich den Erfolg aus.

Bei Massagen, Bädern, Kompressen etc.: Bei der äußeren körperlichen Anwendung gelangen die ätherischen Öle über die Haut ins Blut und von dort in jede Körperzelle. Nur die Hände und Füße sind für ein Auftragen von einzelnen Tropfen reinen ätherischen Öls geeignet, da die Haut hier dicker und nicht so empfindlich ist wie an anderen Körperstellen. Zusätzlich befinden sich hier die Reflexzonen des Körpers. Sie können das gewünschte ätherische Öl auch mit einem fetten Trägeröl wie Oliven-, Sesam-, Kokos- oder Traubenkernöl oder einer Mischung daraus verdünnen. Da die fetten Öle oftmals einen Eigengeruch haben, der dann den Duft des ätherischen Öls verändern kann, bevorzuge ich ein »fraktioniertes« Öl. Dieses wurde destilliert und ist dadurch geruchlos geworden. Außerdem wird die molekulare Struktur feiner, das Öl zieht leichter ein und bildet keinen Fettfilm. Wenn Sie Ihren Körper nach dem Duschen mit solch einem Öl pflegen, können Sie sich sofort danach anziehen.

Wichtig: Durch die Verwendung eines fetten Trägeröls wird die Wirkung eines ätherischen Öls gedämpft. Eine intensivere Wirkung erreichen Sie dagegen durch Feuchtigkeit und Wärme, z. B. eine warme Kompresse. Wenn dies gewünscht ist, z. B., um einen Leberwickel mit ätherischen Ölen zu unterstützen, können Sie ein feuchtwarmes Tuch auflegen.

- **In Massagen:** Fügen Sie 20 ml Trägeröl (entspricht einem Schnapsglas) 3–4 Tropfen des ätherischen Öls hinzu.
- **Im Wannenbad:** Geben Sie 1 Handvoll Basensalz, Natron oder Salz sowie 1 EL Honig oder etwas Sahne in das Wasser, und fügen Sie 5–7 Tropfen des ätherischen Öls hinzu. Dadurch wird das ätherische Öl emulgiert und vom Badewasser aufgenommen, sonst würde es nur auf der Wasseroberfläche schwimmen.
- **Für eine Kompresse:** Tragen Sie das ätherische Öl entweder mit etwas Trägeröl auf die Haut auf, und legen Sie dann eine feuchtwarme Kompresse auf. Oder geben Sie 1–2 Tropfen des ätherischen Öls in eine Schüssel mit warmem Wasser, tränken Sie ein kleines Handtuch darin, wringen Sie es aus, und legen Sie es auf die gewünschte Stelle.

Als Gewürz in Speisen: Vorsichtig dosiert, eröffnet sich mit der Verwendung ätherischer Öle in der Küche eine völlig neue kulinarische Welt. Neben dem intensiven Geschmack haben sie auch eine unterstützende Wirkung auf das Verdauungssystem. Gerade im Winter, wenn keine frischen Kräuter zur Hand sind, können ätherische Öle sehr hilfreich sein. Achten Sie darauf, dass sie für die innere Einnahme zugelassen und dementsprechend ausgewiesen sind. Beim Begriff »ätherisches Öl« wird in der EU-Verordnung nicht nach Qualität unterschieden, sondern die innere Einnahme pauschal nicht empfohlen.

Für die Reinigung im Haushalt: Vom Sanitärbereich bis hin zur Bodenpflege – ätherische Öle eignen sich wunderbar dazu, für ein hygienisches und gut duftendes Umfeld zu sorgen. Sie sind schonend für den Geldbeutel und ungiftig für die Umwelt und alle Lebewesen. In

Verbindung mit ein paar Grundzutaten können Sie aus ihnen selbst sehr gute Reinigungsmittel und Raumsprays herstellen.

NEUE BLICKWINKEL ODER: WAS ICH DURCH EINEN GAST AUS UGANDA LERNTE

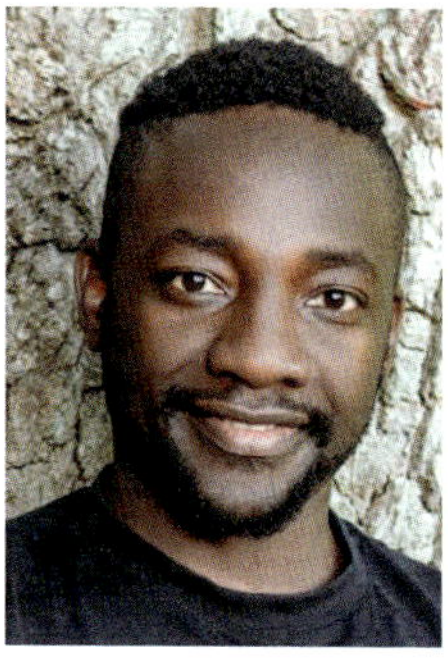

Als ich im Frühjahr 2019 als Ausstellerin auf einer Messe in Darmstadt war, besuchte mich ein Mann aus Uganda an meinem Stand. Verzückt betrachtete er meinen Diffusor, wir kamen ins Gespräch, und ich leitete ihn durch die Anwendung ätherischen Zitronen- und Pfefferminzöls. Ich bin es gewohnt, dass meine Besucher begeistert von der Wirkung sind, doch so enthusiastisch wie er hatte noch keiner reagiert. »Das ist Naturmedizin!«, meinte er. Ich war wirklich verblüfft, dass er die Kraft der Pflanzenessenzen so deutlich wahrnahm.

Danach blieben wir ein Jahr lang in Kontakt. Seine Begeisterung für die ätherischen Öle und sein unstillbarer Wissensdurst führten schließlich dazu, dass ich ihn einlud, mich und meine Familie für eine Woche zu besuchen. Doch dann kam alles ganz anders. Nachdem er im Frühjahr 2020 eintraf, wurde der Lockdown verhängt, wodurch er ganze fünf Monate bei uns strandete. Während dieser Zeit tauchte unser Gast Douglas Semujju in unseren giftfreien Lebensstil ein, und wir gewannen viele Erkenntnisse, von denen ich hier gern ein paar mit Ihnen teilen möchte.

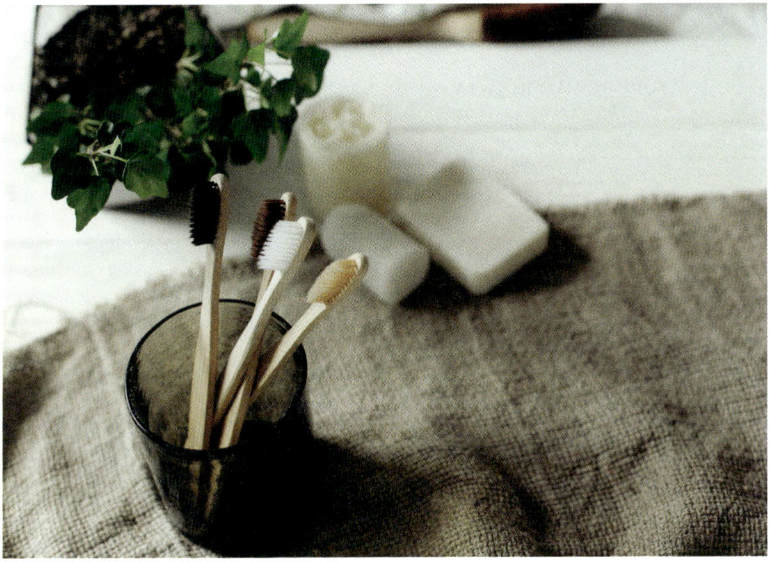

Als Begrüßungsgeschenk stellte ich Douglas eine Bambuszahnbürste, eine natürliche Zahncreme mit den ätherischen Ölen Zimt, Nelke, Rosmarin, Eukalyptus und Zitrone, ein toxinfreies Shampoo sowie jeweils ein Fläschchen der ätherischen Öle Zitrone, Pfefferminze und Lavendel ins Gästezimmer. Nach drei Wochen stand er mit einem strahlenden Lächeln vor mir und sagte: »Karin, ich muss dir etwas erzählen. Als ich die Zahncreme ausprobiert habe, bin ich zunächst gar nicht damit zurechtgekommen, weil sie nicht schäumt. Dir zuliebe habe ich sie aber weiterverwendet, und schau, ich hatte noch nie so weiße Zähne.« Wie er denken die meisten Menschen, dass eine Zahnpasta dann besonders gut sei, wenn sie viel Schaum erzeugt, doch die Erfahrung von Douglas zeigt, dass es sich lohnt, auch einmal neue Wege zu gehen und dranzubleiben.

Einige Wochen später ereilte ihn ein schwerer Schicksalsschlag: Seine Schwester verstarb am Ostersonntag daheim an einem Herzinfarkt. Er zeigte mir Fotos von ihr, die auf Familienfesten entstanden waren, und mir fielen die großen Flaschen Softdrinks und die künstlich aussehenden Torten auf den Tischen auf. Er erzählte, dass es in seiner Familie üblich sei, zu besonderen Gelegenheiten wie Geburtstagen amerikanisches Essen und Trinken aufzutischen, weil die Menschen in Uganda wie auch in anderen sogenannten Entwicklungsländern dem modernen westlichen Lebensstil nacheiferten.
Als ehemaliges Straßenkind, das im Waisenhaus aufgewachsen war und viel Mangel erlebt hatte, besaß Essen für ihn einen besonders hohen Stellenwert. Zucker bedeutete für ihn, sich etwas gönnen zu können, und so gab er davon immer reichlich in seinen Tee. Da in unserem Haushalt sehr wenig Zucker verwendet wird, hatte er regelrechte Entzugserscheinungen, wie er mir später erzählte.
Während unseres Gesprächs wurde ihm bewusst, dass der westliche Lebensstil nicht nur Annehmlichkeiten, sondern auch seine Schattenseiten in Form von Zivilisationskrankheiten mit sich brachte.

Douglas war es gewohnt, viel Frittiertes zu essen, in unserer Familie hingegen gibt es häufig gedünstete Mahlzeiten und Salate. Ich bereite auch gern Gemüsegerichte im Wok zu und verwende ätherische Öle als Gewürz. Als er ungefähr fünf Wochen bei uns war, stellte er sich erneut vor mich hin und sagte stolz: »Schau Karin, meine Hose rutscht mir von den Hüften, ich habe bei dir 17 kg abgenommen.« Ich hingegen hatte kein einziges Pfund verloren, dabei hatten wir alle das Gleiche gegessen. Zugegeben, ein wenig neidisch war ich schon, denn der Gewichtsverlust stand ihm ausgezeichnet.

Als Douglas bei uns ankam, hüstelte er nahezu bei jedem Satz. Nach einigen Wochen war der Hustenreiz komplett verschwunden. Der Hintergrund: Während seiner Ausbildung zum Krankenpfleger und Geburtshelfer in einem Krankenhaus in Uganda hatten die dort verwendeten chemischen Desinfektionsmittel seine Bronchien angegriffen, die sich dann in unserem natürlichen Haushalt ohne konventionelle Haushaltsreiniger wieder erholen konnten. Auch die Verwendung der ätherischen Öle Zitrone und Pfefferminze am Morgen sowie Lavendel am Abend hatten zur Regeneration beigetragen.
Während eines zweiwöchigen Besuchs bei einer Familie mit konventioneller Haushaltsführung kam sein Hustenreiz zurück, verschwand nach Douglas' Rückkehr zu uns jedoch innerhalb weniger Tage wieder. Daraus wird ersichtlich, dass der Körper das Potenzial hat, sich zu erneuern, es jedoch entscheidend ist, die krank machenden Substanzen dauerhaft zu meiden.

Der westliche Lebensstil erscheint sehr verlockend. Es ist alles so bequem, einfach in der Anwendung, spart Zeit – doch all das kommt zu einem hohen Preis: der eigenen Gesundheit.
Ob Körperhygiene, Wäschewaschen oder die Zubereitung von Mahlzeiten – es macht einen wesentlichen Unterschied, welche Mittel bzw. Zutaten wir dafür verwenden. Ja, es braucht ein Umdenken, ein Umlernen, erfordert neue Routinen, kostet Zeit. Doch es lohnt sich! Manchmal realisieren wir den eigenen Fortschritt erst dann, wenn wir z. B. durch die Waschmittelabteilung eines Supermarkts oder eine Parfümerie gehen und uns regelrecht die Luft wegbleibt. Haben sich unsere Zellen erst einmal wieder mit der Natur verbunden, dann sträubt sich alles in uns dagegen, wieder zu alten Gewohnheiten zurückzukehren. Unser Körper signalisiert uns dann ganz deutlich: Stopp!

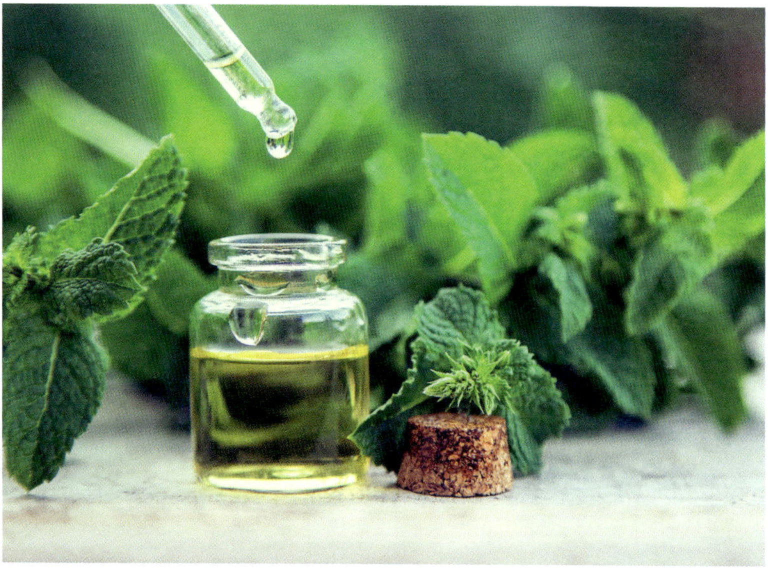

Durch unseren Gast aus Afrika wurden auf allen Seiten wichtige Erkenntnisse gewonnen. So betrachtet Douglas die Errungenschaften des Westens heute nicht mehr pauschal als erstrebenswert. Er teilt seine Erfahrungen gern mit anderen, z. B. während meiner Veranstaltungen, bei denen ich ihn per Videochat hinzuschalte. Die Teilnehmer sind danach immer sehr nachdenklich, weil ihnen bewusst wird, dass sie einige Aspekte ihres sogenannten zivilisierten Lebensstils nicht einfach als gegeben betrachten, sondern auch einmal kritisch hinterfragen sollten. Mir persönlich hat die Blickwinkelveränderung dabei geholfen, vermeintlich profane Alltagshandlungen tiefgründiger zu betrachten.

Viele unterschätzen noch immer die toxischen Auswirkungen der Mittel, die sie täglich ganz selbstverständlich im Haushalt benutzen.

Wenn sie sich die Zeit nehmen würden, die Labels beim Einkaufen zu lesen, würden sie viele Produkte sicher wieder zurück ins Regal stellen. Es gibt aber auch zunehmend Menschen, die sich der Problematik bewusst geworden sind, weil sie z. B. sensibler auf schädliche Umwelteinflüsse reagieren, und daher gezielt nach natürlichen Wegen suchen, ihren Alltag zu bewältigen. Das ist nicht immer leicht, daher mein Tipp: Lassen Sie sich nicht entmutigen. Sie müssen nicht Ihr ganzes Leben auf einmal umkrempeln. Gehen Sie es Schritt für Schritt und in Ihrem eigenen Tempo an.

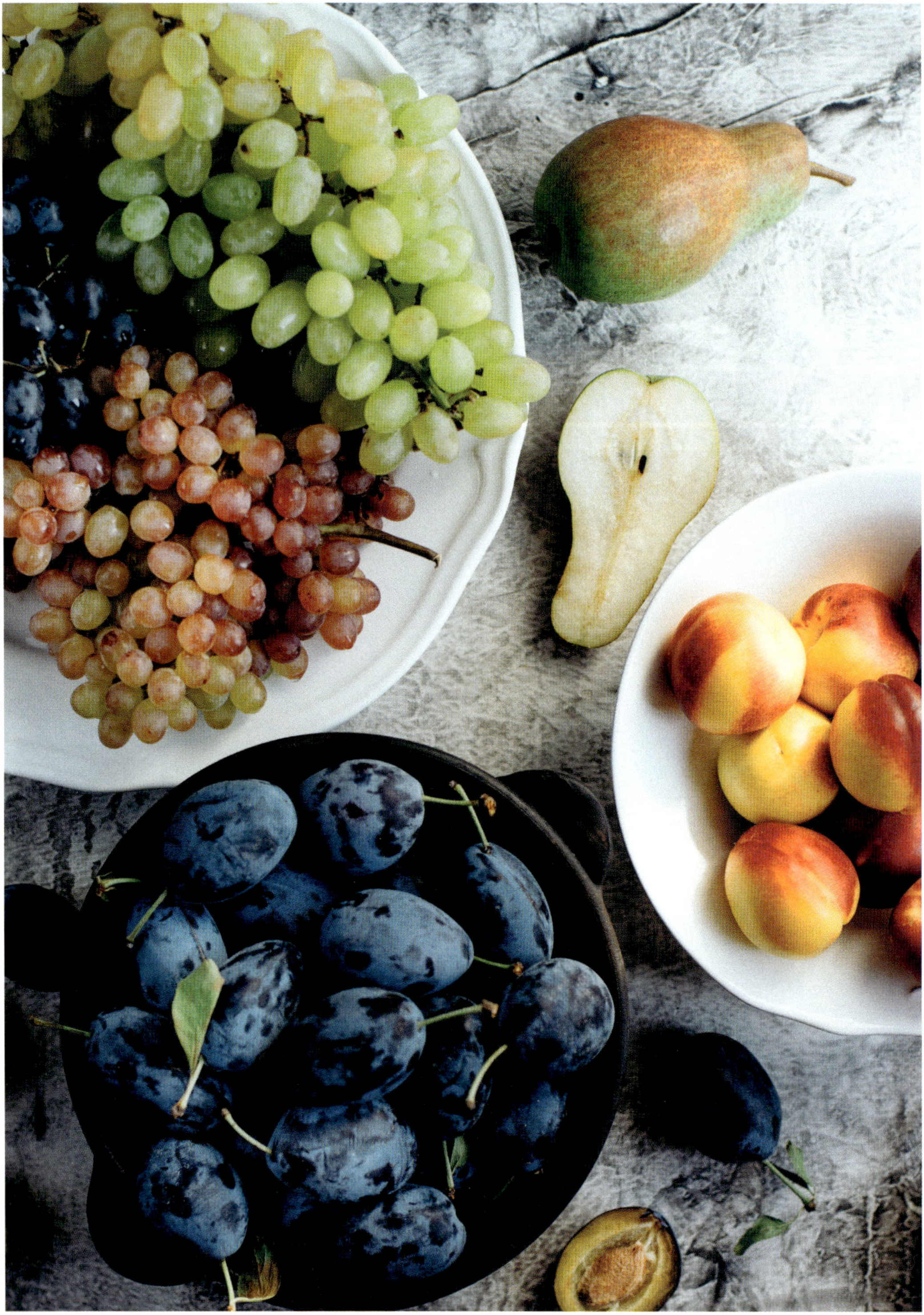

Die Nahrung: Basis des Wohlbefindens

ÄTHERISCHE ÖLE IM ESSEN UND TRINKEN

Wir sind es in Deutschland gewohnt, täglich mehrmals zu essen. Das ist nicht unbedingt die weltweite Norm. Ob es gesund ist, so oft am Tag Nahrung zu sich zu nehmen, ist fraglich. Evolutionär sind wir auf fett und süß getrimmt, das hat unseren Vorfahren das Überleben gesichert. Heute aber kann es unser Todesurteil sein. Die Art der Fette hat sich verändert, und Zucker ist ein Stoff, der genauso süchtig macht wie Heroin, weil dieselben Areale im Gehirn angesprochen werden. Will man vom Zucker loskommen, treten häufig sogar Entzugserscheinungen auf.

LEBENSMITTEL SOLLTEN DEM LEBEN DIENEN

»Clean Eating« ist eine super Idee – wir achten darauf, nur das zu essen, wodurch wenig Giftstoffe bei der Verstoffwechslung anfallen. Alle belastenden Stoffe, die gar nicht erst in den Körper kommen, müssen dann auch nicht aufwendig wieder ausgeleitet werden. Unter Umständen landet sonst so einiges mit auf dem Teller:

- Herbizide und Pestizide aus der Landwirtschaft
- Konservierungsstoffe
- Hormon- und Medikamentenrückstände aus der Massentierhaltung
- Farbstoffe
- Schwermetalle
- Mikroplastik
- Industriezucker und Isoglukose, die noch schneller und billiger hergestellt werden kann und aufgrund des hohen Fruktosegehalts in Verdacht steht, in großen Mengen die Leber zu schädigen
- verändertes Getreide wie der Superweizen, der das Gebäck schön fluffig macht, vor Gluten aber nur so strotzt und deshalb den Darm schädigt

Ein Landwirt, der Pestizide ausbringt, trägt Schutzkleidung. Schützen wir uns auch, wenn wir die behandelten Lebensmittel in der Küche verarbeiten?

Es führt kein Weg daran vorbei, so nachhaltig und biologisch wie möglich zu kaufen. Wer einen eigenen Garten hat, kann Gemüse und Obst sogar selbst anbauen und so zumindest einen Teil seines Bedarfs decken. Unsere Großeltern wussten noch, wie das zu bewerkstelligen war. Viele müssen sich heute erst mühsam in dieses Thema einarbeiten. Ein Salat aus dem eigenen Garten oder vom Balkon ist solch ein Genuss. Da es in den meisten Städten keine Möglichkeiten zum Anbau gibt – obwohl selbst hier spannende Urban-Gardening-Projekte entstehen –, können solidarische Landwirtschaftseinrichtungen eine Lösung für die Zukunft sein. Die Mitglieder tragen die Kosten des Betriebs durch feste Beiträge, wofür sie im Gegenzug einen Ernteanteil erhalten. Man bekommt wieder einen anderen Bezug zum Essen, wenn man weiß, wo es herkommt. Gerade in Europa blühen viele solcher Projekte auf. Hier wird bewiesen: Es geht auch anders, ohne Chemiecocktail. Und bei der Ernährung fängt der möglichst giftfreie Lebensstil an.

Meine ätherischen Öle für die innere Einnahme sind für mich wie eine kreative Malerpalette. Ihre Beigabe zu Gerichten hat schon für manchen Wow-Effekt bei Gästen gesorgt, und neben dem Spaß am Ausprobieren, dem betörenden Duft und dem sensationellen Geschmack tun sie einfach gut und unterstützen die Verdauungsfunktionen.*

* Viele weitere Tipps und Rezepte zur Verwendung von ätherischen Ölen in der Küche finden Sie in meinem Buch *Lifehacks für die Aromaküche.*

5 TIPPS ZUM WÜRZEN MIT ÄTHERISCHEN ÖLEN

Alle nachfolgend genannten ätherischen Öle fördern das Verdauungssystem. Eine gut funktionierende Verdauung ist die Basis für alle Körpersysteme, und so fallen auch weniger Giftstoffe im Verdauungsprozess an.

Ein konventioneller Apfel wird 31 Mal gespritzt. Ihn kurz unter dem Wasserhahn abzuspülen, reicht leider nicht aus, um die Mittel abzuwaschen.* Die meisten davon dienen übrigens nur der Optik, damit der Apfel keine Flecken bekommt. Der Geschmack ist zweitrangig.

Das richtige Werkzeug

Wenn Gerichte mit ätherischen Ölen zubereitet werden, ist es wichtig, mit Edelstahl oder Holz zu arbeiten. Nutzen Sie bitte keine Plastikschüsseln oder -kochlöffel, da die ätherischen Öle unerwünschte Stoffe aus dem Plastik lösen könnten.

* Einen Kniff zum Entfernen dieser Chemikalien finden Sie auf S. 121.

Die Menge macht's!

Ätherische Öle sind flüchtig. Geben Sie sie daher erst zum Schluss dazu, wenn der eigentliche Kochvorgang schon abgeschlossen ist. Wenn Sie nur kleine Mengen zubereiten, dann tauchen Sie einen Holzzahnstocher kurz ins ätherische Öl und ziehen ihn durch die Soße oder das Dressing. Um die Speisen ganz dezent zu aromatisieren, können Sie auch ein Holzschneidebrettchen mit etwas Wasser anfeuchten und 1 Tropfen des ätherischen Öls von z. B. Zitrone oder Rosmarin daraufträufeln. Zwiebeln, Knoblauch, Gemüse und alles andere, was nun darauf geschnitten wird, wird so ganz fein aromatisiert. Die Aromen der ätherischen Öle sollen schließlich nicht die Mahlzeit dominieren – die Geschmacksknospen wollen lediglich gekitzelt werden. Fingerspitzengefühl ist gefragt. Wenn es des Guten doch einmal zu viel war, können Sie dem ätherischen Öl mit ein wenig Kokosöl, Olivenöl, Sahne, Agavendicksaft oder Honig die Intensität nehmen. Wasser dagegen verstärkt die Geschmacksempfindung.

Aromazauber in der Küche

Ätherische Öle sind sehr konzentriert. Daher muss man bei der Dosierung sehr achtsam sein – 1 Tropfen zu viel, und der Geschmack ist möglicherweise zu dominant. Daher stelle ich mir in der Küche aromatisierte Salze und Zucker sowie aromatisiertes Olivenöl her. Mit diesen Hilfsmitteln lässt sich das ätherische Öl fein dosieren. Ich fülle das ätherische Olivenöl in Glassprayfläschchen und sprühe etwas davon als Finish z. B. über einen Salat.

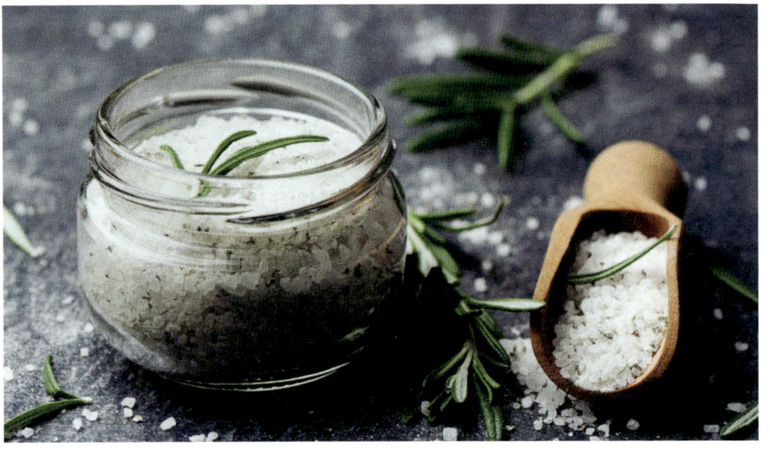

Aromatisiertes Salz

Nehmen Sie ein sauberes Marmeladenglas, geben Sie 3–5 Tropfen des ätherischen Öls hinein, und schwenken Sie es. Füllen Sie das Glas mit Salz auf – durchschütteln, fertig. Genauso gehen Sie auch vor, wenn Sie Zucker aromatisieren möchten.

Meine bevorzugten Geschmacksrichtungen für aromatisierte Salze sind Zitrone, Thymian, Rosmarin und Lemongras.

Aromatisierten Zucker mag ich am liebsten in den Geschmacksrichtungen Kardamom, Zimt, Orange und Lavendel. Es ist sinnvoll, den Zuckerverbrauch zu reduzieren und gelegentlich auf Kokosblütenzucker, Birkenzucker oder Agavendicksaft zurückzugreifen.

Aromatisiertes Olivenöl

Für Salatsoßen und zum Marinieren eignet sich ein aromatisiertes Olivenöl sehr gut. Geben Sie 4 Tropfen des ätherischen Öls in 200 ml Olivenöl.
Meine bevorzugten Geschmacksrichtungen von aromatisiertem Olivenöl sind Zitrone, Orange, Thymian und Rosmarin.

Hübsch verpackt, sind solche Salze, Zucker und Öle übrigens auch tolle Geschenke.

Die ätherischen Öle bewirken auch etwas

Neben der förderlichen Wirkung auf das Verdauungssystem haben ätherische Öle noch andere wertvolle Eigenschaften, die dem Körper zugutekommen. Hier eine kleine Übersicht, welche uns unterstützenden Funktionen die ätherischen Öle haben. Zusätzlich zur Geschmacksintensivierung sind alle genannten ätherischen Öle auf mikrobieller Ebene auch richtige Durchputzer. Wir wissen nicht, durch wie viele Hände unsere Lebensmittel gegangen sind, welche Bakterien und Parasiten möglicherweise daran haften. Durch die ätherischen Öle halten wir unseren inneren Kleintierzoo in Schach!

Ein exotischer Hauch

Zimt unterstützt die Funktion der Bauchspeicheldrüse und wirkt wärmend.

Kardamom sollten Sie zu sich nehmen, wenn Sie stark ausgekühlt sind.
Nelke ist ein Antioxidans, wirkt wärmend und auf mikrobieller Ebene reinigend.
Muskatnuss ist besonders für Leber und Magen förderlich.

Ein südliches, mediterranes Flair

Rosmarin fördert die Funktion der Leber.
Thymian befreit die Atemwege.
Oregano unterstützt ebenfalls die Funktion der Atemwege und reinigt auf mikrobieller Ebene.

Frisch und sommerlich

Zitrone, Mandarine, Orange und Limette kurbeln Verdauung und Stoffwechsel an.
Grapefruit ist darüber hinaus besonders gut geeignet, um die Leber bei der Fettverdauung zu unterstützen.

Eine kühle Note

Pfefferminze ist eines der universellen ätherischen Öle. Es hat einen kühlenden Effekt und befreit die Atemwege. Zudem wirkt es verdauungsfördernd. Verteilen Sie nach einem etwas zu ausgiebigen Mahl 1 Tropfen um den Bauchnabel herum. Pfefferminze ist ein natürlicher Appetitzügler. Probieren Sie eine Mischung von 1 Tropfen des ätherischen Pfefferminzöls auf 1 l Trinkwasser. Alternativ können Sie so auch Ihren Tee verfeinern und nach dem Essen als Digestif zu sich nehmen. Besonders hilfreich ist Pfefferminze, um gelöste Toxine besser aus dem Körper zu leiten und so die Entgiftungsorgane zu entlasten.

Ein asiatischer Touch

Zitronengras hat eine reinigende Wirkung auf den Verdauungstrakt.

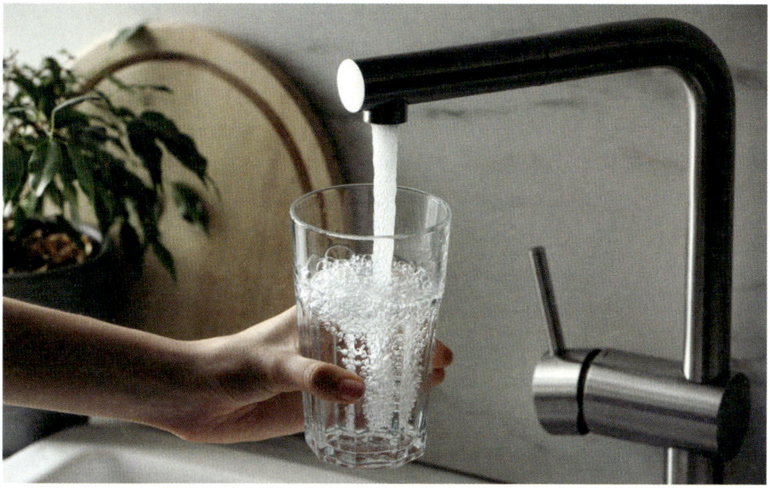

Wasser ist nicht gleich Wasser

Wenn wir an die Basisversorgung denken, dann gehört insbesondere Wasser dazu. Auch beim Thema »Entgiften« stellt es einen zentralen Aspekt dar. Leider schaffen es die hiesigen Wasserwerke bei Weitem nicht mehr, alle schädlichen Stoffe wieder herauszufiltern. In anderen Ländern sind Filtersysteme für den eigenen Haushalt bereits Standard. Neben dem ökologisch bedenklich langen Transport abgepackter Wasserflaschen quer durch Europa und den umweltschädlichen Praktiken einiger Konzerne stellt Wasser aus Plastikflaschen eine weitere Quelle der Mineralölrückstände dar, die wir täglich aufnehmen. Das kann durch das Trinken selbst gereinigten Leitungswassers vermieden werden. Wenn Sie es dann noch energetisieren, schmeckt es gut und unterstützt die Gesundheit. Ganz nach Gusto veredeln Sie es mit einem ätherischen Öl, wodurch es leichter fällt, die erforderliche Menge zu trinken. Ich bekomme immer wieder die Rückmeldung, das Wasser mit einem ätherischen Öl rutsche leichter – vor allem von

jenen, die sich mit Wassertrinken sonst schwertun. Geben Sie 1 Tropfen ätherisches Öl auf 1 l stilles Wasser.
Für die Wasserveredelung sind meine Favoriten Orange, Zitrone und an heißen Tagen Pfefferminze.

Tee mit Orangennote

Geben Sie 1 Tropfen Orangenöl auf 1 l Tee (z. B. Hibiskus-Tee). Das gibt ihm eine frische, fruchtige Note.

Würzige heiße Schokolade

Geben Sie auf 500 ml erwärmte Mandelmilch jeweils 1 Tropfen der ätherischen Öle von Zimt und Kardamom hinzu. Rühren Sie das Kakaopulver ein, und süßen Sie das Getränk nach Geschmack.

»Goldene Milch«

1 cm frische Kurkuma (alternativ 1 EL Kurkumapulver) · 1 cm frischer Ingwer (alternativ 1 EL Ingwerpulver) · 500 ml Mandeldrink · 1 Prise schwarzer Pfeffer · 2 TL Kokosöl · je 1 Tropfen ätherisches Zimt-, Ingwer- und Kardamomöl

Pürieren Sie Kurkuma und Ingwer, und vermischen Sie sie mit dem Mandeldrink. Erhitzen Sie diesen, und rühren Sie Pfeffer,

Kokosöl und die ätherischen Öle unter. Süßen Sie die »Goldene Milch« nach Belieben.
Das heizt richtig ein, bringt das Immunsystem auf Trab und hilft, alles Mikrobiologische rauszuschmeißen, was fehl am Platz ist.*

* Zu Kurkuma und der »Goldenen Milch« habe ich ein kleines Handbuch geschrieben: *Goldene Milch – Der ayurvedische Zaubertrank für Energie und Gesundheit.*

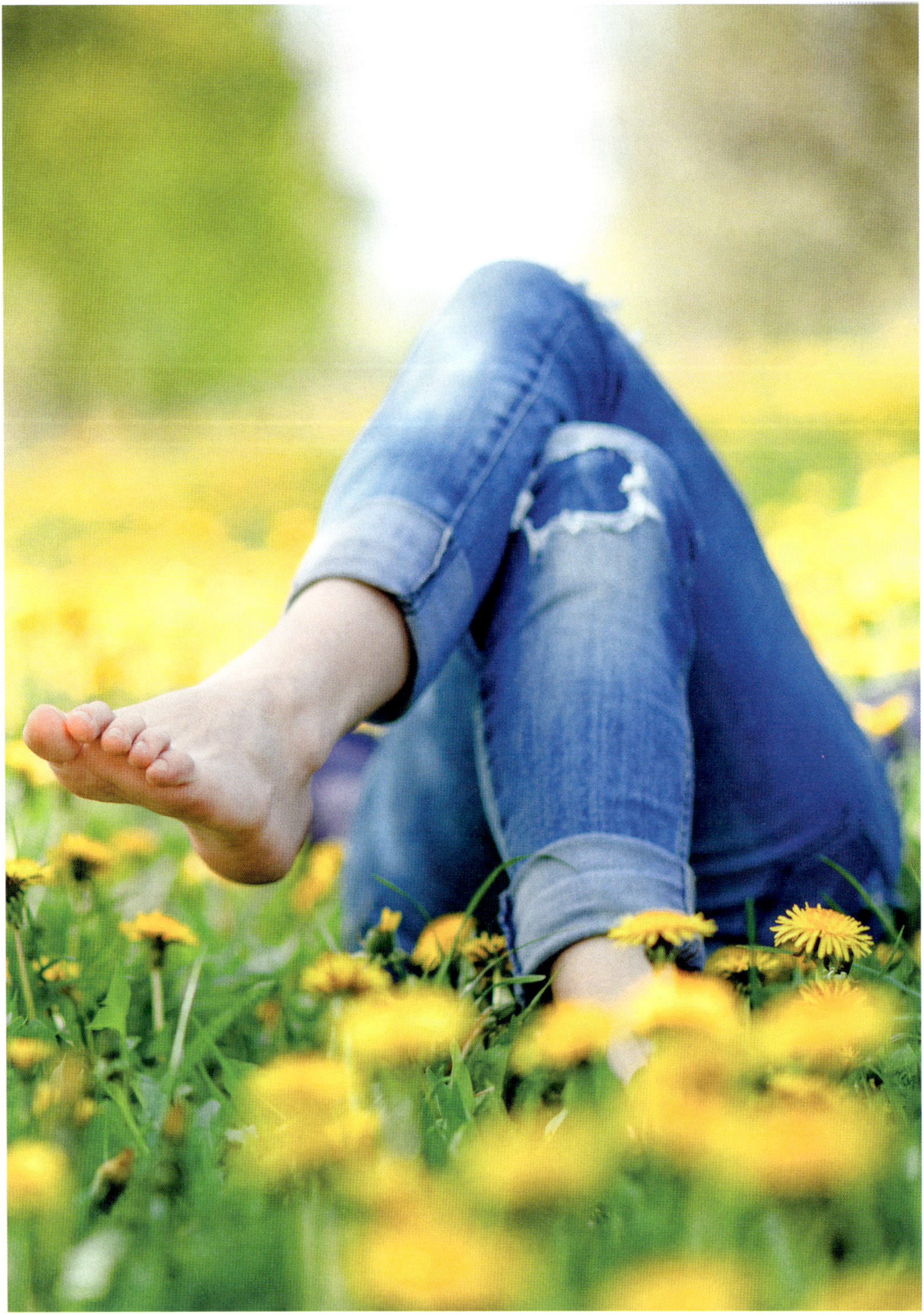

Der Umgang mit Umweltgiften

ÄTHERISCHE ÖLE ZUM DETOXEN

Mikroplastik ist überall

»Mikroplastik« ist ein Riesenthema. Wie umfassend, mögen viele im ersten Moment nicht glauben. Sicher haben Sie schon Bilder von in den Meeren schwimmenden Plastikteilen gesehen, aber ist das wirklich so schlimm? – Es ist verheerend! Zum einen stellt der ganze grobe Plastikmüll für die Meeresbewohner eine große Gefahr dar, viele verenden qualvoll, weil sie ihn fressen oder sich darin verheddern.

Das andere Problem sind die mikrofeinen Plastikpartikel, die entstehen, wenn größerer Kunststoffmüll sich im Meer durch Sand und Steine zerreibt. Die Meeresbewohner nehmen diese Kleinstteilchen mit der Nahrung auf, und wenn wir Fisch essen, landet das Mikroplastik ebenfalls in unserem Körper. Weil es mittlerweile selbst im Meersalz nachgewiesen wurde, verwende ich stattdessen nur noch heimisches Steinsalz. Steinsalz z. B. aus Pakistan wird oft in Kinderarbeit abgebaut. Es gibt heutzutage so viel zu bedenken, wenn man einigermaßen ethisch und gesund leben möchte.

Das in den Meeren schwimmende Plastik ist schlimm, aber leider nur ein Teil der Problematik. Seit den 1960er-Jahren ist unser Leben voller Plastik. Das damals neue Material schien billig, beständig, leicht, hygienisch und vielseitig. Im Supermarkt ist inzwischen fast alles, auch frisches Obst und Gemüse, damit verpackt. Je flexibler das Plastik ist, desto mehr Weichmacher sind darin enthalten. Diese gelten als besonders bedenklich, weil sie ins Hormonsystem eingreifen, Diabetes, Adipositas, Unfruchtbarkeit und Entwicklungsstörungen bei Kindern verursachen.
Dann sagt man sich: »Gut, ich kaufe nur noch unverpackte Ware auf dem Wochenmarkt ein.« Doch was ist mit den Shampoos, Peelings und Duschgels? Was ist mit den Cremes auf Mineralölbasis? Den verschiedenen Reinigern im Haushalt? Ich bin damit groß geworden und habe das alles selbst bis zu meinem 30. Lebensjahr benutzt, da ich es nicht besser wusste. Silikone und Parabene sind ebenfalls Produkte der petrochemischen Industrie und immer noch in Kosmetika und in Hygieneartikeln enthalten. Über die Haut gelangen sie in unseren Körper. Dort wirken sie wie Östrogen und bringen den Hormonhaushalt durcheinander. Männer können dadurch »verweiblichen« (manche bekommen einen Busenansatz) und unfruchtbar werden.

Bereits heute ist die Qualität der menschlichen Spermien um 50 % zurückgegangen. Fast jeder kennt junge Familien, in denen es mit dem Nachwuchs einfach nicht klappen will. Mikroplastik ist neben Schwermetallbelastungen einer von vielen Gründen, warum der Kinderwunsch unerfüllt bleibt.
Bei Neugeborenen konnten bereits nach der Geburt viele Toxine nachgewiesen werden. Daher kann ich jedem Paar nur raten, bevor es auch nur an die Familienplanung denkt, sich erst einmal die Zeit zu nehmen, selbst zu entgiften und gute Startbedingungen für das Kind zu schaffen. Im antiken China haben sich wohlhabende Leute speziell auf die Schwangerschaft vorbereitet und Entgiftungen im Rahmen der TCM (Traditionelle Chinesische Medizin) durchgeführt. Je besser die Ausgangssituation der Eltern ist, desto besser ist es für das neue Leben.

Wo sind aber die richtig großen Quellen der Mikroplastik-Verseuchung? Auch in unserer Kleidung steckt jede Menge Plastik, sofern diese nicht aus Naturstoffen besteht. In der Waschmaschine werden mikroskopisch kleine Teilchen aus den Fasern gespült, die wieder im Abwasser landen. Das macht immerhin 35 % der Belastung durch Mikroplastik aus. Spezielle Waschbeutel, die Verschmutzung durch Plastikpartikel stoppen sollen, können das grundlegende Problem nur oberflächlich bekämpfen. Glitzereffekte in der Kleidung, im Make-up, auf Fingernägeln beruhen auf mit Aluminium überzogenem Plastik. Wir haben zudem das Bedürfnis, dass es zu Hause sauber ist. Viele nutzen im Haushalt spezielle Mikrofasertücher, aber auch diese sind voll mit Mikroplastik. Ähnlich sieht es bei der Scheuermilch für Glaskeramik aus, die durch das enthaltene Mikroplastik eine sanfte Reinigung ermöglicht. Und das sind nur ein paar der Quellen von Petrochemie in unserem Alltag. Laut Dr. Dietrich Klinghardt kommt mittlerweile die größte Mikroplastikbelastung aus der Luft. Nanopartikel, die mit Schwermetallen wie Aluminium oder Barium beladen sind, gelangen über die Atmung bis in die Knochen und Muskeln. Weder die Schwermetalle noch das Mikroplastik sind gut für unsere Gesundheit. Dr. Klinghardt empfiehlt Chlorella zum Binden und Ausleiten dieser Umweltgifte.*

In meinen Anfängen mit den ätherischen Ölen wurde ich gleich zum Zitrusöle-Junkie. Ich war so begeistert von Grapefruit, Zitrone und Orange, dass ich diese ätherischen Öle mehrmals täglich in den Handflächen verrieb und immer wieder daran schnupperte. Nach ca. fünf Wochen bekam ich schmerzhafte Pickel auf der Kopfhaut und am Hals. Zitrusöle, insbesondere Zitrone, lösen die petrochemischen Stoffe aus den Zellen. Doch das oberste Gebot des Körpers ist, die inneren Organe zu schützen. Darum werden Gifte entweder in die Peripherien von Händen und Füßen geleitet, weit weg von den inneren Organen, und meist an Mineralien gebunden, die sich der Körper aus Zähnen, Haarboden und Knochen gezogen hat. Oder der Körper baut eine Fettzelle um das Toxin – oft bei petrochemischen Stoffen – und lagert es insbesondere in den Oberschenkeln, im Bauch und im Po ein.
Unsere inneren Entgiftungsorgane sind mit den täglichen Herausforderungen bereits gut beschäftigt. Wenn wir vermehrt ätherische Zitrusöle anwenden, gelangen die Wirkstoffe über die Blutbahn in den ganzen Körper und lösen die petrochemischen Stoffe aus der Zelle, oder sagen wir besser: Die petrochemischen Stoffe werden mobilisiert. Ein Toxin, das eingelagert war und freigesetzt wird, ist jedoch für den Körper belastender als ein Gift, das neu aufgenommen wird. Das überfordert das Entgiftungssystem von Leber, Nieren und Darm,

* Vgl. www.youtube.com/watch?v=bnCrmsb_xdk.

weshalb der Körper die Gifte über die Haut ausstößt, was zu Pickeln oder Schmerzen in den Finger- oder Zehengelenken führen kann. Daher ist die Anwendung von ätherischem Pfefferminzöl in der Kombination mit Zitrusölen essenziell. Es transportiert die gelösten Stoffe aus dem Körper.
Styropor veranschaulicht die Wirkung von Zitrusölen auf petrochemische Stoffe. Gibt man 1 Tropfen ätherisches Zitronen- oder Orangenöl darauf, frisst es ein Loch hinein. Exakt ist dieses Beispiel natürlich nicht auf die Vorgänge im Körper übertragbar, doch es zeigt, dass ein Prozess in Gang kommt. Besonders auffällig ist, dass dieser Effekt bei den ätherischen Ölen mit allen Wirkbestandteilen deutlich stärker ist als bei anderen ätherischen Ölen.

Die Zitrone-Pfefferminz-Anwendung ist daher mein Einsteigertipp. Diese Basisanwendung wirkt vielschichtig im Körper und stellt einen guten Einstieg in die Welt der ätherischen Öle dar. Die Pfefferminze unterstützt die Verdauung und hilft so bei der Ausscheidung der gelösten Gifte:

TIPP

Verreiben Sie 1 Tropfen **Zitrone** und 1 Tropfen **Pfefferminze** in den Händen, und geben Sie die Mischung auf die Fußsohlen und Handflächen. Riechen Sie noch einmal an Ihren Händen. Das hat einen stimulierenden Effekt auf das Gehirn, regt die Konzentration und Kreativität an und klärt Ihren Geist. Diese einfache, superschnelle Anwendung können Sie am Morgen machen, um gut in den Tag zu starten.

Wenn wir darauf achten, so gut es geht Plastik zu vermeiden, Produkte verwenden, in denen keine Silikone, Parabene etc. enthalten sind und gleichzeitig das im Körper gelagerte Mikroplastik ausleiten, dann ist schon ganz schön viel erreicht.

Übrigens: Eine weitere gravierende Belastung für den Körper sind Schwermetalle. Diese können Sie in einer täglichen Routine mit Algen oder Zeolith binden und ausscheiden.

DER EINFLUSS ENDOKRINER DISRUPTOREN AUF DEN HORMONHAUSHALT

Hormone sind chemische Botenstoffe des Körpers, die für die Entwicklung, das Wachstum, die Fortpflanzung, den Stoffwechsel, das Immunsystem und das Verhalten von wesentlicher Bedeutung sind. Sie werden in spezialisierten Drüsen produziert, und ihre Ausschüttung unterliegt einem komplexen Regelmechanismus.

Bei endokrinen Disruptoren handelt es sich um chemische Stoffe, die aufgrund ihrer hormonähnlichen Struktur und Wirkung Einfluss auf die Hormonaktivität nehmen und sie stören. Durch die Verwendung chemischer Haushaltsreiniger, konventioneller Zahncremes, Kosmetikartikel, Waschmittel etc. gelangen sie in den Körper und können u. a. zu einer verminderten Fortpflanzungsfähigkeit, zu Stoffwechselstörungen sowie Leber-, Nerven- und Knochenschädigungen führen. Auch Schilddrüsen- und Tumorerkrankungen, Diabetes, Fettleibigkeit, Autismus, Alzheimer und Parkinson werden mit ihnen in Verbindung gebracht.

Weitere Quellen endokriner Disruptoren:

- mit Pestiziden belastetes Obst und Gemüse
- Milch und Milchprodukte von konventionell gehaltenen Kühen, die mit Wachstumshormonen behandelt wurden
- Konservendosen und Plastikflaschen mit BPA (Bisphenol A) und anderen Weichmachern
- Pfannen mit Antihaftbeschichtung
- Babyschnuller, Plastikspielzeug
- To-go-Behälter aus Styropor
- Nagellack, Nagellackentferner
- chemisch behandelte Baumaterialien
- gebleichte Tee- und Kaffeefilter
- konventionelle Tampons
- Toilettenpapier
- Kassenzettel aus Thermopapier
- orale Verhütungsmittel

Das ist ein wichtiger Grund, zum Hüter der eigenen Türschwelle zu werden und das Zuhause durch den bewussten Verzicht auf schädigende Stoffe zu einer natürlichen Oase zu machen, in der sich der Körper wieder regenerieren kann.

WAHRE SCHÖNHEIT KOMMT VON INNEN

Unser Körper ist wie ein Uhrwerk, in dem die verschiedenen feinen Zahnrädchen ineinandergreifen und alles mit allem zusammenhängt. Ganzheitlich betrachtet, wird es sogar noch komplexer, denn auch die feinstoffliche Ebene beeinflusst die organische.
Wenn wir nun entgiften wollen, dann sollten wir uns darüber bewusst sein, dass wir an vielen Stellschrauben ansetzen müssen.

An der Entgiftung sind beteiligt:

- Leber
- Darm
- Nieren und Blase
- Haut
- Lunge
- Hirn
- Blutzellen
- Prostata
- Gebärmutter

Je länger Toxine im Körper sind, desto konzentrierter werden sie, und umso schwieriger ist es, sie wieder auszuschleusen. Daher sollten Sie sich nicht überfordern und zu viele Baustellen auf einmal angehen.

In unserem Äußeren spiegelt sich auch der Gesundheitszustand unserer inneren Organe wider. Die Ausscheidungsorgane wie Darm, Leber und Niere beeinflussen unser Hautbild. Wie können sie mit ätherischen Ölen unterstützt und die gesunden Funktionen gefördert werden?

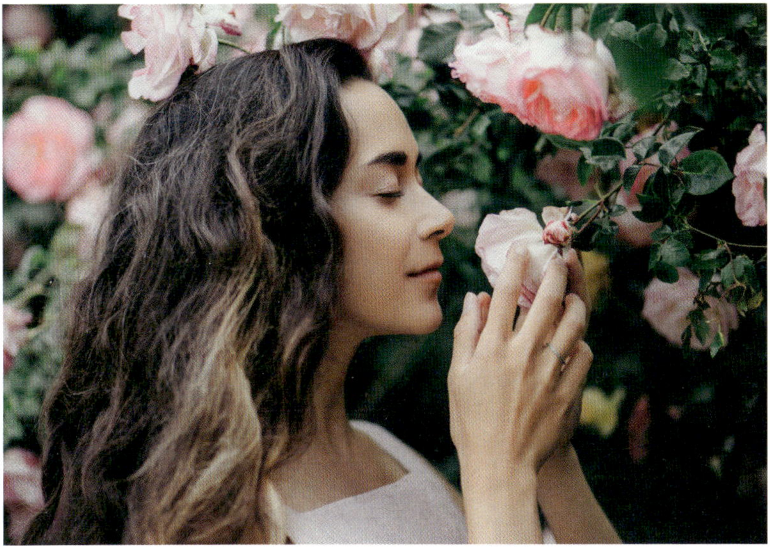

Hier empfehle ich die Anwendung über die Reflexzonen an Händen und Füßen. Das ist praktisch, leicht und effektiv. Einfach 1 Tropfen des ätherischen Öls pur oder verdünnt mit etwas Trägeröl in den Händen verreiben, auf die Fußsohlen streichen und dort die entsprechende Reflexzone massieren oder am entsprechenden Bereich der Handfläche einarbeiten.

Auf den folgenden Grafiken sehen Sie die Reflexzonen der Hände und der Füße. Die ätherischen Öle, die auch für die innere Einnahme deklariert sind, können Sie zudem oral einnehmen. Hierzu können Sie eine vegane Leerkapsel mit etwas Olivenöl befüllen und einige Tropfen des gewünschten ätherischen Öls hinzugeben. Bei der Einnahme passiert das ätherische Öl den Magen ohne Wirkungsverlust und wirkt erst ab dem Dünndarm.

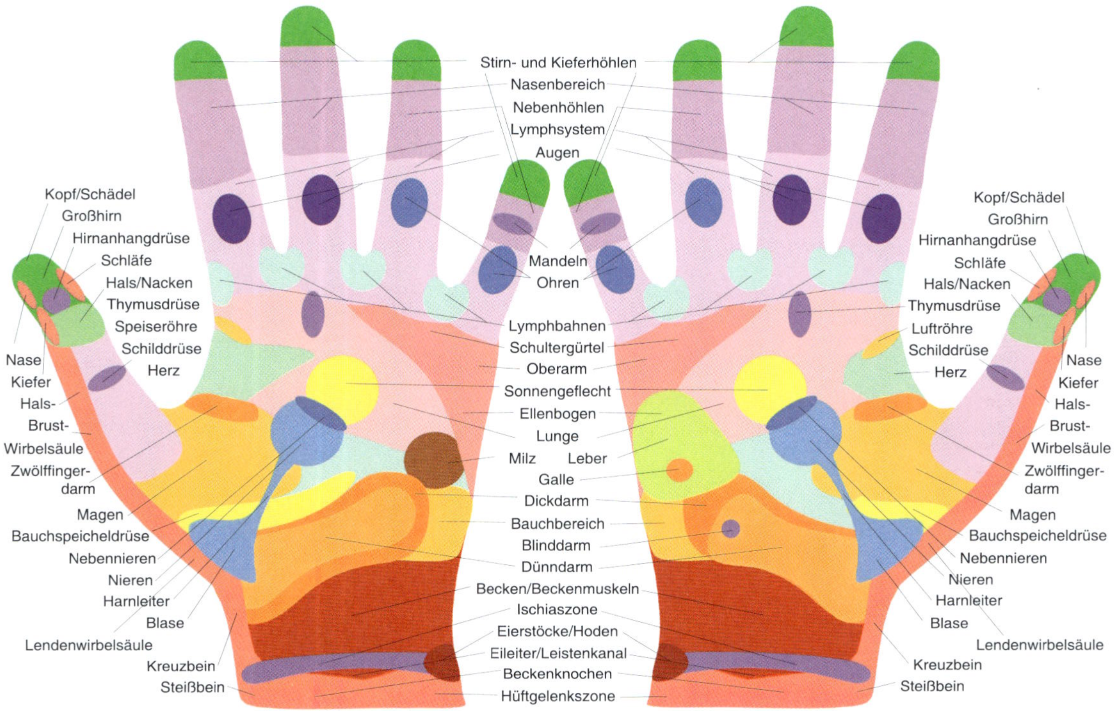

Stirn- und Kieferhöhlen
Nasenbereich
Nebenhöhlen
Lymphsystem
Augen
Kopf/Schädel
Großhirn
Hirnanhangdrüse
Schläfe
Hals/Nacken
Thymusdrüse
Speiseröhre
Schilddrüse
Herz
Nase
Kiefer
Hals-
Brust-
Wirbelsäule
Zwölffinger-
darm
Magen
Bauchspeicheldrüse
Nebennieren
Nieren
Harnleiter
Blase
Lendenwirbelsäule
Kreuzbein
Steißbein
Mandeln
Ohren
Lymphbahnen
Schultergürtel
Oberarm
Sonnengeflecht
Ellenbogen
Lunge
Milz
Leber
Galle
Dickdarm
Bauchbereich
Blinddarm
Dünndarm
Becken/Beckenmuskeln
Ischiaszone
Eierstöcke/Hoden
Eileiter/Leistenkanal
Beckenknochen
Hüftgelenkszone
Kopf/Schädel
Großhirn
Hirnanhangdrüse
Schläfe
Hals/Nacken
Thymusdrüse
Luftröhre
Schilddrüse
Herz
Nase
Kiefer
Hals-
Brust-
Wirbelsäule
Zwölffinger-
darm
Magen
Bauchspeicheldrüse
Nebennieren
Nieren
Harnleiter
Blase
Lendenwirbelsäule
Kreuzbein
Steißbein

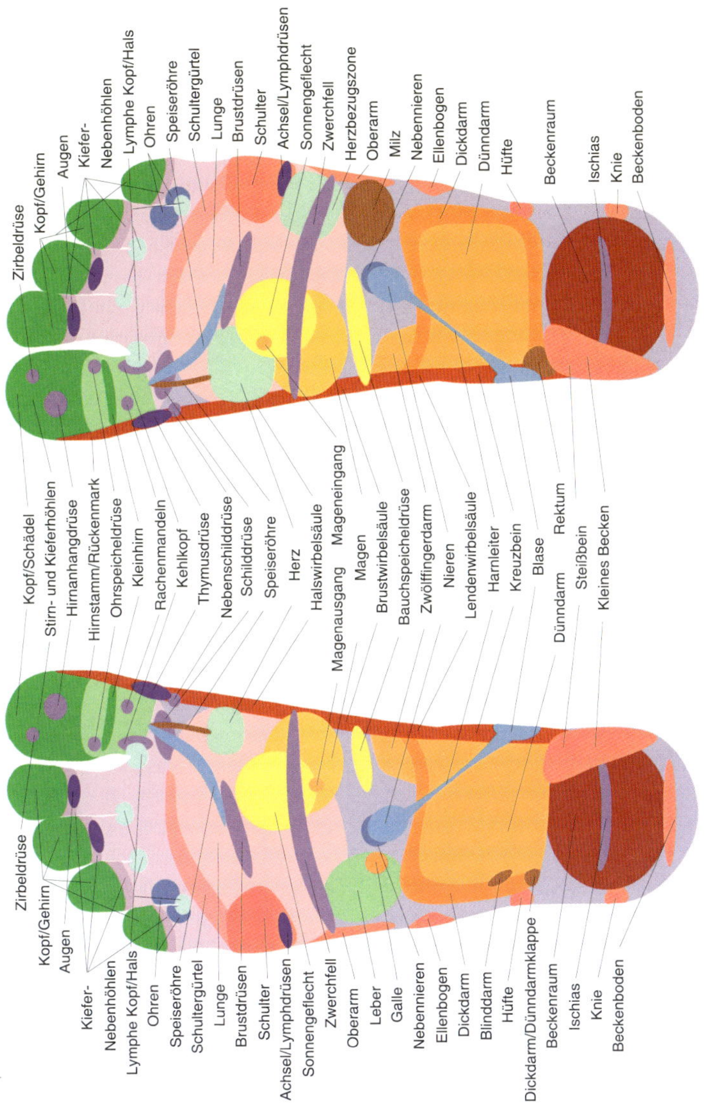
Zirbeldrüse
Kopf/Gehirn
Augen
Kiefer-
Nebenhöhlen
Lymphe Kopf/Hals
Ohren
Speiseröhre
Schultergürtel
Lunge
Brustdrüsen
Schulter
Achsel/Lymphdrüsen
Sonnengeflecht
Zwerchfell
Oberarm
Leber
Galle
Nebennieren
Ellenbogen
Dickdarm
Blinddarm
Hüfte
Dickdarm/Dünndarmklappe
Beckenraum
Ischias
Knie
Beckenboden
Kopf/Schädel
Stirn- und Kieferhöhlen
Hirnanhangdrüse
Hirnstamm/Rückenmark
Ohrspeicheldrüse
Kleinhirn
Rachenmandeln
Kehlkopf
Thymusdrüse
Nebenschilddrüse
Schilddrüse
Speiseröhre
Herz
Halswirbelsäule
Magenausgang
Mageneingang
Magen
Brustwirbelsäule
Bauchspeicheldrüse
Zwölffingerdarm
Nieren
Lendenwirbelsäule
Harnleiter
Kreuzbein
Blase
Dünndarm
Rektum
Steißbein
Kleines Becken
Zirbeldrüse
Kopf/Gehirn
Augen
Kiefer-
Nebenhöhlen
Lymphe Kopf/Hals
Ohren
Speiseröhre
Schultergürtel
Lunge
Brustdrüsen
Schulter
Achsel/Lymphdrüsen
Sonnengeflecht
Zwerchfell
Herzbezugszone
Oberarm
Milz
Nebennieren
Ellenbogen
Dickdarm
Dünndarm
Hüfte
Beckenraum
Ischias
Knie
Beckenboden

Die Organuhr

Die Organuhr aus der TCM zeigt die Ruhe- und Arbeitszeiten eines Organs an. Wacht man z. B. in der Nacht immer um 1 Uhr auf, könnte das ein Hinweis auf Störungen im Bereich von Galle und Leber sein. Leider passt der Rhythmus unseres Körpers nicht immer mit unserem modernen Leben zusammen.

Die ätherischen Öle sind deshalb so gut zur Behandlung geeignet, weil sie körperlich, emotional und mental wirken. Wenn Sie auf emotionaler Ebene lange mit einem Thema beschäftigt sind, dann wird das auch Auswirkungen auf Ihre Organe haben. In der TCM werden vor allem die lang anhaltenden Gefühle berücksichtigt, z. B. übermäßige Freude, Ärger, Kummer, Grübelei, Trauer und Angst. Diese können Sie mit Unterstützung der ätherischen Öle ganz individuell wieder in Balance bringen.
Im Folgenden finden Sie die Uhrzeiten, denen die Organe zugeordnet sind, sowie unterstützende ätherische Öle und Tipps.*

3–5 Uhr: Lunge

Die Lunge führt in dieser Zeit eine Reinigung durch. Daher ist es förderlich, sich im Schlaf mit frischer Luft zu versorgen und das Fenster gekippt zu halten. Sehr unterstützend ist auch ein Diffusor am Nachttisch, der die Raumluft ähnlich wie am Meer oder an einem Wasserfall ionisiert. Wie wäre es, sich jede Nacht so zu erholen, als wären Sie an der Küste?
Ätherische Öle für den Diffusor oder die Fußreflexzonen sind Eukalyptus, Myrte, Majoran und Pfefferminze (besonders in heißen

* Wenn Sie sich ausführlicher mit diesem Konzept beschäftigen möchten, empfehle ich Ihnen *Die Organuhr leicht erklärt* von Lothar Ursinus.

Nächten schön kühlend). Tragen Sie das entsprechende ätherische Öl einfach beim Zubettgehen auf die Füße auf, oder schalten Sie den Diffusor ein.
Emotional wird die Lunge von einer flachen Atmung durch Kummer und Trauer geschwächt. Die genannten ätherischen Öle helfen auch, die Atmung wieder zu normalisieren.

5–7 Uhr: Dickdarm

So langsam neigt sich die Nachtruhe dem Ende zu. Toxine, die seit dem letzten Abend durch Stoffwechselprozesse entstanden sind, werden nun ausgeschieden. Zusätzlich bekommt der Körper in den frühen Morgenstunden einen Hormonkick durch eine Cortisolausschüttung, um uns wach zu machen und aus dem Bett zu treiben. Zur Unterstützung der Tätigkeit des Dickdarms ist es hilfreich, nach dem Aufstehen ein Glas lauwarmes Wasser zu trinken. Wer möchte, kann auch 1 Tropfen eines der folgenden ätherischen Öle in das Wasser geben.
Ätherische Öle für die Reflexzone rund um den Bauchnabel herum sind Fenchel, Ingwer und Pfefferminze.

7–9 Uhr: Magen

In den östlichen Traditionen wird durch ein warmes Frühstück das Verdauungsfeuer angeregt. Die Funktionen des Magens können Sie ebenfalls mit Fenchel, Ingwer und Pfefferminze unterstützen. Das Organ hat im übertragenen Sinn mit Aufnahme zu tun. Was nehmen Sie den ganzen Tag über auf, welche Gedanken gehen Ihnen am Morgen durch den Kopf? Haben Sie Angst vor bestimmten Terminen oder vor Menschen, mit denen Sie zusammentreffen? Der Magen verdaut nicht nur die stoffliche Nahrung, sondern auch Vorstellungen und Ideen.

Um energiegeladen und voller Tatendrang in den neuen Tag zu starten, ist es hilfreich, in einem Moment der Stille die Gedanken auszurichten, zu lächeln und bewusst zu atmen. Verreiben Sie Pfefferminzöl zwischen Ihren Handflächen, und atmen Sie den Duft von diesen ein. Das putzt Ihren Geist und erfrischt.

9–11 Uhr: Milz und Bauchspeicheldrüse

Der Tag nimmt Fahrt auf. In den Stunden zwischen 9 und 11 Uhr erreicht der Körper sein Leistungshoch. Wichtige Prüfungen sind in diesem Zeitfenster ideal aufgehoben. Zudem ist die Milz wesentlich an Wundheilungsprozessen beteiligt. Wer wiederholt über die immer gleichen Themen grübelt, schwächt dadurch seine Milz. Die Bauchspeicheldrüse reguliert den Zuckerhaushalt. In der westlichen Ernährung mit vielen Kohlenhydraten und Industriezucker wird sie übermäßig belastet. Emotional hängt das Organ mit der »Süße des Lebens« zusammen, die man sich gegebenenfalls zu viel oder zu wenig gönnt.
Die ätherischen Öle von Ocotea, Zimt, Grapefruit, Fenchel und Dill können ausgleichend und unterstützend wirken.

11–13 Uhr: Herz

Der Mittag ist oft die Zeit, in der man mit den Kollegen oder der Familie gemeinsam isst und sich austauscht. Auch dieser emotionale Austausch ist feinstoffliche Nahrung für das Herz. Ein offener Mensch strahlt Lebensfreude und Zufriedenheit aus und ist für andere anziehend. Freudige Erlebnisse sind wunderbar, doch wenn ein Highlight das nächste jagt, kann solch eine exzessive »Dauerfreude« das Herz durchaus belasten.
Ätherische Öle zur Förderung einer ausbalancierten Herzensenergie sind Ylang Ylang und Rose.

13–15 Uhr: Dünndarm

Manch einer kennt das Gefühl, nach einem reichhaltigen Mittagessen ins »Suppenkoma« zu fallen. Der Körper ist nun ganz mit dem Verdauen beschäftigt und schickt das Blut zum Darm – das Ergebnis: Müdigkeit. Im Süden wird zu dieser Tageszeit gern eine Schaffenspause, eine »Siesta«, eingelegt.

Die ätherischen Öle von Fenchel, Zitrone und Ingwer unterstützen den Dünndarm bei der Verdauung. Diese drei ätherischen Öle können einzeln oder in einer Mischung zusammen mit etwas Trägeröl angewandt werden. Praktisch finde ich ein Roll-on-Fläschchen für die Handtasche. Falls Sie Schwierigkeiten bei der Verdauung haben, können Sie die Mischung um Ihren Bauchnabel herum auftragen und im Uhrzeigersinn in die Haut einreiben. Das Verdauungssystem wird auch »Bauchhirn« genannt. Wenn uns etwas emotional stark berührt, spüren wir schon einmal ein Grummeln im Bauch oder die berühmten Schmetterlinge.

15–17 Uhr: Blase

Die Harnblase hilft, wasserlösliche Gifte auszuscheiden. Zwischen 15 und 17 Uhr erreichen wir oft noch einmal ein kleines Energiehoch, nachdem das Verdauungstief überwunden ist. Diese Zeitspanne ist deshalb ideal für sportliche Betätigungen. Es ist wichtig, den Körper mit gereinigtem, energetisiertem Wasser bewusst durchzuspülen. Da die Niere das Partnerorgan der Blase ist, ist alles, was wir der Niere an Gutem tun, auch der Blase dienlich. Ätherische Öle wie Wacholder oder Zitronengras fördern eine gute Blasenfunktion. Sie können das ätherische Öl pur auf die Füße oder mit etwas Trägeröl vermischt auf die Haut über der Blase auftragen. Emotional hängt die Blase mit den Themen »Ängstlichkeit« und »Festhalten an nicht mehr dienlichen Vorstellungen und Konzepten« zusammen.

17–19 Uhr: Nieren

Der Tag neigt sich dem Ende zu, und auch wir sollten nun langsam zur Ruhe kommen. Ein warmer Kräutertee ist Balsam für die Nieren. Sie sind in der TCM das Organ, das die Lebensenergie verwaltet. Wer ein stressiges Leben führt, der verbraucht verhältnismäßig viel Nierenenergie. Daher ist es wichtig, die Balance zwischen Aktivität und Ruhephasen zu finden.

Ätherische Öle, die die Nierenfunktionen unterstützen, sind u. a. Wacholder und Grapefruit.

Kalte Hände und Füße können ein Hinweis auf eine schwache Nierenenergie sein. Reiben Sie Ihre Füße mit Oregano oder Thymian ein. (An anderen Körperstellen kann dies zu intensiv sein.) Emotional haben die Nieren mit unseren engen Beziehungen zu tun. Auch Angst kann, wenn sie zum Dauerzustand wird, das Organ negativ beeinflussen, was sich durch einen vermehrten Harndrang zeigt. Mit dem Duft von Orange und Lavendel können Sie die Angst in den Griff bekommen.

19–21 Uhr: Kreislauf

Das Tagwerk ist vollbracht. Nun darf der Körper zur Ruhe kommen, und wir können Zeit mit unseren Angehörigen verbringen. Ätherische Öle, die, auf die Fußsohlen aufgetragen, das Herz-Kreislauf-System unterstützen, sind u. a. Rosmarin und Zypresse.

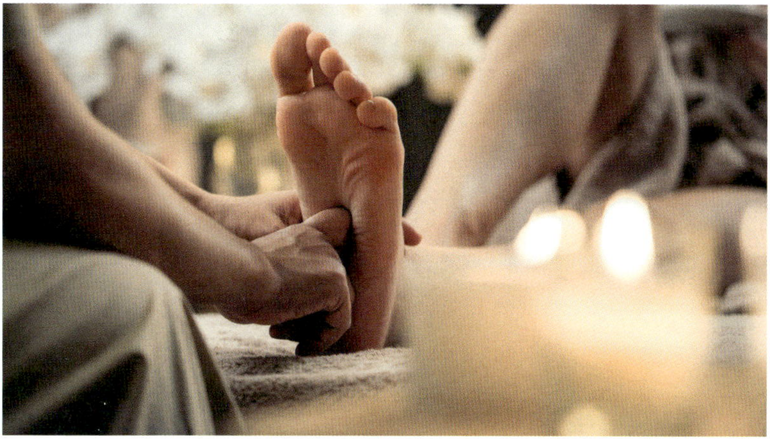

21–23 Uhr: Dreifacher Erwärmer

Der Dreifache Erwärmer ist kein Organ, sondern steht für verschiedene Energiekreisläufe im Körper. Einer ist für Herz und Lunge zuständig, ein weiterer verläuft zwischen Leber, Niere, Dünn- und Dickdarm sowie Blase und der dritte zwischen Magen und Milz. Diese Energiekreisläufe transportieren das innere Chi. Die Energie wird gesammelt und im Körper verteilt. Ist dieser Bereich in Balance, dann fühlen wir uns großzügig, in der Fülle und ausbalanciert. Die Zeit des Dreifachen Erwärmers ist gut geeignet, um in die Stille zu gehen, z. B. zu meditieren, oder um romantische Stunden zu verbringen. Sinnvolle begleitende ätherische Öle sind Weihrauch, Sandelholz und Lavendel.

23–1 Uhr: Gallenblase

Nun steht die Schlafenszeit an. Der Schlaf von 23 Uhr bis Mitternacht ist besonders wertvoll, da diese eine Stunde den gleichen Erholungseffekt hat wie vier Stunden Schlaf nach Mitternacht. Der Körper

kommt in die Entspannungsphase, die Cortisolausschüttung wird verringert, die Vitalfunktionen sinken, z. B. Blutdruck, Herzfrequenz und Temperatur. Ein spätes Mahl zu dieser Zeit ist sehr belastend, da die Verdauungsfunktion bereits eingestellt ist. Die Haut regeneriert sich in dieser Zeit. Alkohol belastet den Körper nun besonders.
Menschen, deren Galle aus dem Gleichgewicht ist, neigen zu jähzornigem Verhalten. Zur Unterstützung eignen sich dieselben ätherischen Öle wie für die Leber, zudem helfen Kümmel, Anis und Fenchel bei der Fettverdauung. Besonders, wenn Ihre Gallenblase entfernt wurde, empfehle ich, täglich 1 Tropfen einer dieser Essenzen auf den Unterbauch aufzutragen.

1–3 Uhr: Leber

Nun ist tiefste Schlafenszeit – zumindest für die anderen Organe. Die Leber ist voll beschäftigt und kümmert sich um die Entgiftung. Wurde zu später Stunde noch ein deftiges Nachtmahl eingenommen, dann kann es gut sein, dass man zur Leberzeit wach liegt, was ein Zeichen der Überlastung ist. Das Organ ist an vielen Stoffwechselvorgängen und an der Hormonproduktion beteiligt. Da es keine Schmerzrezeptoren hat, bemerkt man Blockaden hier erst spät. Unausgeglichene Emotionen wie Ärger und Frustration belasten die Leber besonders.
Die Leber liebt Bitterstoffe. Gerade im Frühjahr kann sie mit frischen Wildkräutern verwöhnt werden. Von den ätherischen Ölen wirken z. B. Rosmarin, Ledum und Grapefruit unterstützend. Tragen Sie 1 Tropfen mit etwas Trägeröl rechts unterhalb des Rippenbogens auf. Wer die Anwendung noch intensivieren möchte, kann eine feuchtwarme Kompresse auflegen. Rosmarin sollte tagsüber aufgetragen werden, da es aktivierend wirkt.

Dies sind einfache Möglichkeiten, Organschwächen auszugleichen und die Regeneration im Körper gezielt zu unterstützen. Es gibt kleine, einfache Detox-Anwendungen für jeden Tag und solche, die eher als Kur angewendet werden.

Detox für jeden Tag

Die Zitronen-Pfefferminz-Anwendung finden Sie auf S. 61.

Auch mit dem Atem können Sie den Entgiftungsprozess unterstützen. Die meisten Menschen sind sich ihrer Atmung kaum bewusst. Wenn doch, dann legen sie oft besonderen Wert auf ein tiefes Einatmen, dabei ist ein langes Ausatmen ebenfalls wichtig. Atmen Sie doch einmal mehrfach hintereinander mit einem langen Seufzer aus. Spüren Sie die Erleichterung?
Wenn Sie Ihre Atmung intensivieren wollen, können Sie 1 Tropfen ätherisches Pfefferminzöl in den Handflächen verreiben und den Duft von dort einatmen. Spüren Sie, wie befreiend sich das anfühlt. Eine weitere Steigerung können Sie erreichen, indem Sie eine Hand leicht ballen, sodass ein kleiner Hohlraum entsteht, und diesen mit der anderen Hand von unten abdichten. Führen Sie nun die Öffnung nah an den Mund, atmen Sie ein, und lassen Sie sich von der Intensität überraschen.

Wo im Körper setzen sich Umweltgifte besonders gern fest? Im Gehirn, in der Leber, im Bauchfett und bei Frauen im Brustgewebe. Des Weiteren werden Gifte aber auch außerhalb der inneren Organe deponiert, z. B. in den Fingern und Zehen.

Weil sich tief liegende Toxine an Mineralien binden, werden diese bei der Entgiftung ebenfalls ausgeschieden. Wenn dem Körper dann nicht ausreichend neue Mineralien zugeführt werden, greift er auf die eigenen Depots zurück und entzieht sie dem Haarboden, den Zähnen und den Knochen. Daher ist es beim Detoxen wichtig, auf eine gute Nährstoffversorgung zu achten.

Die Phasen der Entgiftung

Die tief liegenden Gifte reichern sich immer weiter an, daher sind sie, wenn sie aus dem Gewebe gelöst werden, aggressiver als die ursprünglich im Körper eingelagerten Stoffe. Infolge ihrer Ausleitung kann es zu Reaktionen wie Pickeln und Rötungen kommen. Dies passiert, wenn die Entgiftungsorgane überlastet sind und Toxine als Notlösung über die Haut ausgeschieden werden. Kopfschmerzen und Müdigkeit sind weitere mögliche Begleiterscheinungen.

Manchmal wollen wir zu viel auf einmal erreichen, deshalb machen Sie sich bewusst, dass eine Entgiftung zunächst einmal Stress für die beteiligten Organe bedeutet. Neben dem »Tagesgeschäft«, also den Giften, die neu hinzukommen, müssen nun zusätzlich die Altlasten bewältigt werden.
Generell ist es gut, erst einmal die Nieren und die Leber zu unterstützen. Hier können Brennnesseltee und Artischocke zusätzlich zu den genannten ätherischen Ölen hilfreich sein.

Detox-Phase I:

Die gelösten Giftstoffe werden neutralisiert und zur Galle geleitet. (Wer keine Gallenblase mehr hat, bei dem muss die Leber mehr arbeiten.) Manche von ihnen werden durch chemische Bindungen wasserlöslich gemacht und mit dem Harn über die Nieren und die Blase ausgeschieden.

Die chemischen Zwischenprodukte, die bei der Entgiftung auf dem Weg vom eingelagerten zum ausscheidbaren Stoff entstehen, sind oft aggressiver als das gelöste Toxin. Nebenerscheinungen einer zu starken Detox-Phase I können u. a. Kopfschmerzen, Müdigkeit, Übelkeit und Gedächtnisstörungen sein.

Wollen Sie eine zu schnelle Entgiftung etwas hemmen, empfehlen sich:

- Grapefruitsaft
- ätherisches Oregano-, Nelken- und Schwarzer-Pfeffer-Öl
- Kurkuma, Mariendistel, Zwiebeln
- »Goldene Milch« (siehe S. 54)

Die Ausscheidung der Zwischenprodukte kann z. B. mit Alpha-Liponsäure unterstützt werden, weil sie Gifte bindet. (Etwa bei der Hälfte der Menschen entwickelt der Urin nach der Einnahme einen unangenehmen Geruch, wie es auch beim Genuss von Spargel der Fall ist.)

Glutathion ist ein starkes Antioxidans. Durch die Anwendung der ätherischen Öle Orange und Limette – jeweils 3–4 Tropfen, auch mehrfach täglich – können Sie die körpereigene Produktion ankurbeln.

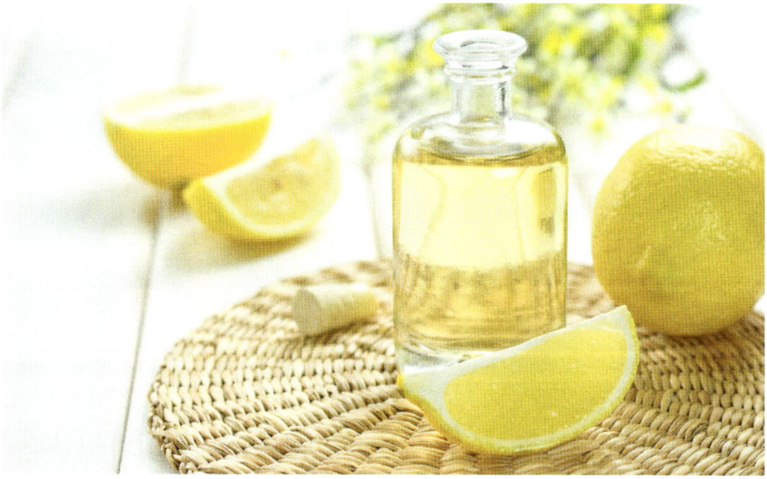

Vitamin C und E sowie Wildkräuter wie Löwenzahn und Klettenlabkraut sind ebenfalls hilfreich, um die gelösten Gifte zu neutralisieren.

Zwischen Detox-Phase I und II liegt die intermediäre Phase, die Sie sich wie die Situation in einem brodelnden Chemielabor vorstellen können. Vital- und mineralstoffreiche Nahrung, die die gelösten Stoffe bindet, ist eine gute Vorbereitung auf Detox-Phase II.

Detox-Phase II:

Nun geht es darum, die Gifte endgültig zu eliminieren. Hier sind v. a. schwefelhaltige Nahrungsergänzungsmittel und Aminosäuren sehr hilfreich.
Die Vitamine B1, B2, B5, B6 sowie die Mineralien Magnesium, Eisen, Kupfer, Zink und Molybdän fördern den Prozess der Ausleitung.
Vitalstoffreiche Lebensmittel wie Brokkoli, Grünkohl, Palmkohl, Blumenkohl und Heidelbeeren sind jetzt besonders empfehlenswert.

In dieser Phase wirken die ätherischen Öle Zitrone, Koriander und Ledum unterstützend. Verwenden Sie Zitrone und Koriander einfach zum Würzen Ihrer Speisen. Ledum eignet sich auch gut für einen Leberwickel (siehe S. 84).

Detox-Phase III:

Nun werden die gebundenen Gifte über Atmung, Schweiß, Urin und Stuhl ausgeleitet. Daher ist moderate Bewegung – am besten an der frischen Luft – sinnvoll, bei der man ins Schwitzen kommt und sowohl die Atmung als auch die Verdauung anregt. Um den Körper zu entlasten, ist es wichtig, den Kontakt mit Giften so weit wie möglich zu meiden. Womit wir wieder bei den Themen »Ernährung« und »Haushalt« wären. Wenn an diesen beiden Stellschrauben nachhaltig gedreht wird, dann läuft es auch mit dem Detoxen wesentlich besser.

In einem seiner Vorträge sagte Dr. Olivier Wenker: »Meist muss man Gewicht verlieren, um Gifte loszuwerden. Man muss immer Giftstoffe loswerden, um Gewicht zu verlieren.«
Wenn der Körper mit der Ausleitung von Giftstoffen überlastet ist, deponiert er sie u. a. im Fettgewebe. Kommt es dort infolgedessen zu kleinen Entzündungen, wird das Wachstum der Fettzellen angeregt. Langfristig kann das zu Übergewicht führen.
Da es heutzutage viel mehr übergewichtige Menschen als früher gibt, ist es also durchaus möglich, dass dies nicht nur an den aktuellen Ernährungsgewohnheiten liegt, sondern auch ein Zusammenhang mit der erhöhten Belastung durch Umweltgifte besteht.

Abnehmen ist auch Kopfsache. Durch Zucker und Fett wird das Belohnungszentrum im Gehirn aktiviert, es kommt zur Ausschüttung

von Dopamin, dem sogenannten Glückshormon. Schokolade und andere Leckereien machen also glücklich, zumindest kurzfristig, aber auf Dauer können sie zu überschüssigen Pfunden führen. Hier sind die ätherischen Öle Vanille und Weihrauch eine wunderbare Alternative, da sie für innere Ruhe, Ausgeglichenheit und Zufriedenheit sorgen, ohne dick zu machen.
Während der Hypothalamus Hunger und Sättigungsgefühl regelt, entsteht Appetit im limbischen System, das stark auf Aromen reagiert. Jeder kennt das: Aus der Bäckerei strömt ein verführerischer Duft, und sofort haben wir Lust auf frisches Brot oder ein Stück Kuchen. Dieses Wissen können wir uns zunutze machen. So hilft z. B. ätherisches Pfefferminzöl bei Heißhungerattacken. Zudem regt es den Stoffwechsel an. Ähnliches gilt auch für Zimt und Grapefruit, die die Fettverbrennung ankurbeln. In einer Studie nahmen Probanden, die alle zwei Stunden an Pfefferminzöl rochen, im Schnitt wöchentlich 2800 Kalorien weniger zu sich als jene in der Vergleichsgruppe.
Es gibt z. B. Armbänder aus Lavaperlen, auf die man Pfefferminzöl tröpfeln kann, um regelmäßig daran zu schnuppern.

Da die ätherischen Öle auf emotionaler und psychischer Ebene ausgleichend wirken, können sie auch bei der Gewichtsreduktion und den damit einhergehenden Stimmungsschwankungen eine wertvolle Hilfe sein. Zitrone, Orange, Mandarine, Grapefruit und Bergamotte heben die Stimmung. Die ätherischen Öle von Orange und Mandarine dämmen zudem die Ausschüttung von Stresshormonen.

Stress ist eine weitverbreitete Begleiterscheinung des modernen Lebensstils. Ob Zeitdruck im Job, finanzielle Sorgen, Zukunftsängste oder Ärger innerhalb der Familie – jeder kennt seine roten Knöpfe.

An sich ist Stress etwas Gutes, weil dadurch kurzfristig unsere Leistungsfähigkeit gesteigert wird, was in gefährlichen Situationen, bei Prüfungen und Wettkämpfen durchaus erwünscht ist. Hält er jedoch an, kann uns die dauerhaft hohe Ausschüttung von Cortisol, einem Stresshormon, dick und krank machen, weil es Heißhunger auslöst, die Fettverbrennung erschwert und eine Insulinresistenz fördert.
Hilfreiche ätherische Öle bei Stress sind Orange und Mandarine, da sie die Cortisolausschüttung drosseln, sowie Lavendel, Weihrauch und Sandelholz, indem sie die Entspannung fördern. Wenn wir uns körperlich betätigen, um Stress abzubauen, ist Pfefferminzöl empfehlenswert, weil es die Sauerstoffaufnahme und die Regeneration der Muskulatur verbessert.
Die Bauchspeicheldrüse gehört zu den stressempfindlichsten Organen. Sie können wir mit den ätherischen Ölen Zimt und Dill in ihrer Funktion unterstützen.

Leberentlastungstage

Die Leber ist das zentrale Organ des Stoffwechsels und die größte Drüse im Körper. Sie steht in Wechselwirkung mit anderen Organen wie Nieren, Herz, Gehirn, Lunge und Verdauungssystem.
Die Leber verfügt über große Regenerationskraft und kann sich innerhalb von 21 Tagen komplett erneuern. Um sie dabei zu unterstützen, empfiehlt es sich, immer wieder einmal Leberentlastungstage einzulegen. In einer Gruppenerfahrung haben wir gemeinschaftlich fünf Tage als alltagstaugliche kleine Entlastung empfunden. An deren Ende haben wir uns leichter und innerlich gereinigt gefühlt. Unsere Augen strahlten, und unsere Haut war klarer. Währenddessen hatten wir auch keine Gelüste auf Süßes.

Sie benötigen:

- ätherisches Zitronen-, Pfefferminz- und Rosmarinöl (alternativ zu Rosmarin: Selleriesamen oder Ledum)
- Brennnesseltee (unterstützt die Lymphe und reinigt das Blut)
- Pulver aus Bitterkräutern
- Lebertee (mit Mariendistel und/oder Artischocke)
- Zeolithpulver
- Flohsamenschalen
- Leberreinigungspräparat in Pulver-, Kapselform oder flüssig (Das Pulver eignet sich auch als Gewürz für Salat und Gemüse.)

Generell ist es wichtig, während der Leberkur auf eine ausreichende Flüssigkeitszufuhr zu achten. Wenn Sie wollen, können Sie zudem Gojibeerensaft trinken, dessen Inhaltsstoffe die Regeneration der Leber fördern.

Tag 1 und 2: Die Entgiftungstore öffnen

Morgens:

- die Fußsohlen mit jeweils 1 Tropfen Zitronen- und Pfefferminzöl einreiben
- 1 TL Zeolithpulver und 1 TL Flohsamenschalenpulver in 500 ml warmes Wasser einrühren und dieses auf nüchternen Magen trinken
- Zum Frühstück:
  - warmes Porridge mit Walnüssen
  - oder Smoothie aus gefrorenen wilden Heidelbeeren, 2 Blättern Grünkohl, ½ Apfel und 500 ml Wasser

Vormittags:

- 1 Tasse Brennnesseltee trinken

Im Laufe des Tages:

- Lebertee trinken – ruhig mehr als 1 Tasse
- zur energetischen Unterstützung zwischendurch ätherisches Zitronen- und Pfefferminzöl einsetzen

Mittags:

- Zum Mittagessen:
    - gedünstetes grünes Gemüse, z. B. Rosenkohl, Wirsing, Grünkohl, Palmkohl, Brokkoli, als Beilage Quinoa, Reis oder Hirse
    - oder Salat aus Feldsalat, Chicorée, Endivien und roten Rüben mit Walnüssen, Dressing aus Olivenöl und Zitronensaft oder Speiseessig

Abends:

- Zum Abendessen: Gemüsesuppe, z. B. Kürbissuppe, Miso-Suppe mit Gemüseeinlage, Kartoffelsuppe, Linsensuppe
- um 22 Uhr schlafen gehen

Tag 3 bis 5: Die Leber pflegen

Die Empfehlungen für die Mahlzeiten entsprechen denen von Tag 1 und 2.

Morgens:

- Fußsohlen mit jeweils 1 Tropfen Zitronen- und Pfefferminzöl einreiben
- Leberreinigungspräparat einnehmen

Vormittags:

- 1 Tasse Brennnesseltee trinken

Im Laufe des Tages:

- Lebertee trinken – ruhig mehr als 1 Tasse
- 1 Msp. Pulver aus Bitterkräutern auf der Zunge zergehen lassen, mit 1 Glas warmem Wasser nachspülen
- Leberwickel: Tragen Sie 1 Tropfen ätherisches Rosmarin-, Selleriesamen- oder Ledumöl rechts unterhalb des Rippenbogens auf. Legen Sie ein feuchtwarmes Handtuch darüber, und decken Sie dieses mit einem trockenen Badetuch ab. Sie können auch noch eine Wärmflasche darauf platzieren. Legen Sie sich 20–30 Minuten hin, und lassen Sie den Wickel wirken. (Im Liegen kann die Leber sich entspannen und wird besser durchblutet. Durch die Wärme dringen die Wirkstoffe des ätherischen Öls besser ein.)

Abends

- um 22 Uhr schlafen gehen

Nicht zu unterschätzen ist auch die emotionale Belastung der Leber durch Ärger, Wut und Zorn. Diese Gefühle unterdrücken wir oft, sie brodeln aber in uns weiter. Durch Messungen mit dem Zyto-System* werden diese Störungen sichtbar und zudem die organischen Verknüpfungen aufgezeigt. Der Weg zurück in die Balance führt meist über den Ausgleich der angestauten Gefühle.

So können Sie den Leberwickel auch mit einer Ölemischung durchführen, die das Loslassen von unerwünschten Emotionen unterstützt. Dafür eignen sich u. a. Ylang Ylang, Geranie, Sandelholz, Blaue Zypresse, Davana, Jasmin, Römische Kamille, Blauer Rainfarn, Rose, Grapefruit, Mandarine, Zitrone, grüne Minze und Ocotea. Stellen Sie sich während der Entspannungsphase vor, wie alles, was sich in Ihnen angestaut hat, abfließt.

Übrigens: Die Kunststoffe der Petrochemie legen sich wie ein Plastikfilm über die Zellrezeptoren und verhindern dadurch die Aufnahme von Sauerstoff und Nährstoffen. Mögliche Folgen sind Fettleibigkeit und weitere Zivilisationskrankheiten. Es gibt eine Entschlackungs-Ölkur, die die äußere und innere Anwendung von ätherischen Ölen kombiniert. Sie bewirkt, dass die Giftstoffe aus den Fettzellen geholt und ausgeschieden werden. Weil es sich um eine tiefgreifende Anwendung handelt, die erst nach Vorbereitung und unter Begleitung einer Fachperson erfolgen sollte, möchte ich sie an dieser Stelle nur erwähnen.

* Der Zyto-Handscanner misst anhand der galvanischen Hautreaktion verschiedene Biomarker. Darüber kann ermittelt werden, was es braucht, um wieder in die Balance zukommen.

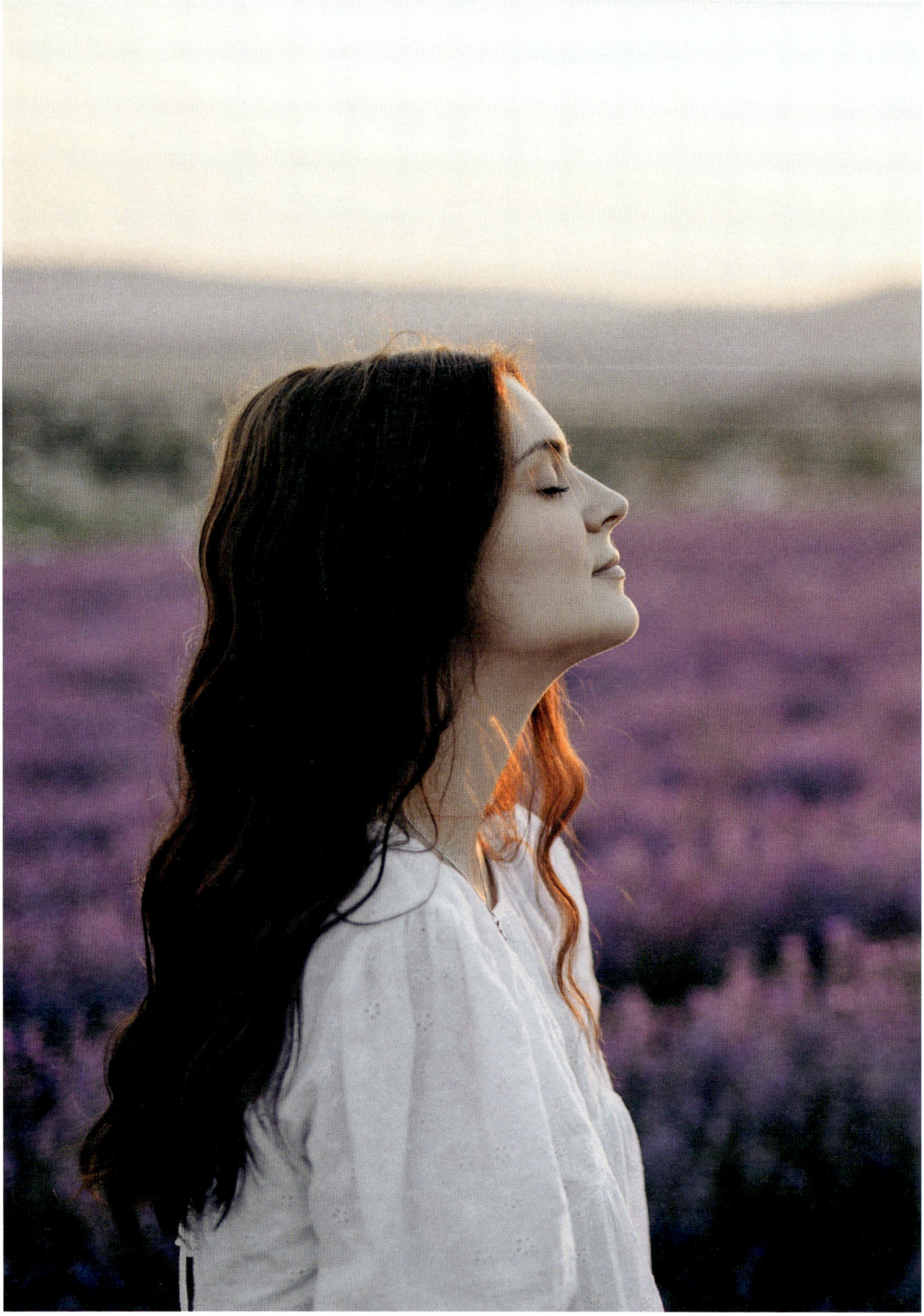

Wer schön sein will, muss nicht leiden

ÄTHERISCHE ÖLE IN KOSMETIKA

Zuallererst machen wir uns für uns selbst schön, oder? Die wichtigste Person, der wir gefallen müssen, sind wir selbst. Es geht darum, dass sich jeder von uns ganz individuell glücklich und wohlfühlt.
Frauen und zunehmend auch Männer auf der ganzen Welt nehmen für ihre Schönheit ganz schön etwas auf sich. Was halten Sie z. B. von einer Schwalbenkot-Anwendung im Gesicht für den makellosen Teint (Japan) oder von einer Braunschneckenschleim-Maske gegen Falten (China)? Im Vergleich ist eine Waschung des Gesichts mit eigenem Urin relativ unspektakulär (Bulgarien). Mancherorts wird auch Bullensperma als Haarkur oder Gesichtsmaske verwendet. Was gibt es sonst noch an skurrilen Anwendungen? Die Palette reicht von Reizstrom bis Schönheitsoperationen, um ein jugendliches und strahlendes Äußeres zu zaubern. Also mir graust es bei dieser Vorstellung.

Wer oder was muss sonst noch für unsere Schönheit leiden? Unglücklicherweise immer noch Tiere und Kinder. Für unser Äußeres schuften beispielsweise Kinder unter erbärmlichen Umständen in Indien und bauen Glimmer ab, ein schimmerndes Mineral. Tierversuche für Kosmetika sind zwar seit 2013 in der EU verboten, dies bezieht sich allerdings nur auf Produkte, die seitdem auf den Markt gekommen sind, und auf Inhaltsstoffe, die ausschließlich in Kosmetik enthalten sind. Wird ein Stoff auch in anderen Produkten eingesetzt, darf weiterhin an Tieren getestet werden. Für manche Märkte ist das sogar vorgeschrieben, z. B. für den chinesischen. Ich finde, das muss nicht sein. Und am Ende leiden wir selbst unter den Giftstoffen, die in Pflege- und Kosmetikprodukten enthalten sind. So kann in Lidschatten Quecksilber enthalten sein und Wimperntusche Silikone und Parabene als Konservierungsmittel aufweisen. Und wer ahnt schon, dass mit Talkum krebserregende Stoffe in Baby- und Körperpuder zu finden sind?

Wie wäre es, wenn Sie bei der Kosmetik künftig keine Kompromisse mehr machen müssten? Es braucht keine Chemiekeulen und keine Ausbeutung von Kindern oder Tieren für unsere strahlende Schönheit. Es geht giftfrei, einfach und kostengünstig und dazu noch ganz schnell.

BEAUTY-RITUALE FÜR JEDEN TAG

Die meisten Frauen sind im Alltag mehrfach gefordert und belastet. Wann fühlen wir uns wirklich im straffen Zeitkorsett zwischen Beruf und Familienalltag als strahlende Göttin? Bei uns selbst angekommen, vollkommen glücklich mit dem eigenen Körper und mit ausgeglichenen Emotionen und Gedanken …? Ich denke, solche Momente kann frau sich rot im Kalender anstreichen. Doch wir können das ja entwickeln und üben, um immer mehr in dieses Bewusstsein zu kommen. Vielleicht sind das Ihre zehn Minuten täglich, die Sie nur für sich sind, Ihre kleine Oase im Alltag, Ihr Moment des Rückzugs. Lassen Sie Ihre innere Göttin erstrahlen!

TIPP Einen wichtigen Aspekt beim Entgiften stellt die Atmung dar. Wer von uns atmet bewusst? Eine tiefe und ruhige Atmung hilft, denn über sie geben wir auch verschiedene Gifte ab. Das entlastet den Körper.

Nehmen Sie 1 Tropfen Ihres bevorzugten ätherischen Öls in die Hand, und verreiben Sie ihn zwischen Ihren Handflächen. Tragen Sie den Duft auf Höhe Ihres Herzens bzw. Ihres Herzchakras auf, formen Sie dann mit den Händen ein Körbchen vor Ihrer Nase, und atmen Sie den Duft bewusst ein. Nehmen Sie sich mindestens eine halbe Minute Zeit, richtig in den Duft einzutauchen.
Ätherische Öle, die Ihre Weiblichkeit unterstützen, sind Muskatellersalbei, Geranie, Ylang Ylang und natürlich Rose. Letztere ist auch

ein sehr geeigneter Duft, um die Selbstannahme und Selbstliebe zu unterstützen.

Sollte Ihnen ein Tröpfchen pur zu intensiv sein, ist ein selbst gemachtes Gesichtsspray vielleicht das Richtige. Rose regt die Selbstliebe an, Lavendel und Weihrauch pflegen die Haut, und Zedernholz wirkt ausgleichend auf Ihre männlichen Anteile. Dadurch duftet das Spray nicht zu blumig und hat einen erdenden Aspekt. Tragen Sie Ihre innere Schönheit nach außen!

»Inner Beauty«-Gesichtsspray

20 ml gereinigtes Wasser · 3 Tropfen ätherisches Rosenöl · 3 Tropfen ätherisches Lavendelöl · 3 Tropfen ätherisches Zedernholzöl · 3 Tropfen ätherisches Weihrauchöl

Vermischen Sie alles in einem Sprühfläschchen, und geben Sie 1–2 Sprühstöße über Ihrem Kopf in Ihr Energiefeld. Genießen Sie den duftenden Sprühnebel, der Ihr Gesicht sanft benetzt und Ihre Aura reinigt. Es ist wie eine kleine Atempause.

Lavendelwaschung für das Gesicht

1 Schüssel warmes Wasser · 1 Tropfen ätherisches Lavendelöl

Geben Sie das ätherische Öl in das Wasser, tränken Sie einen Waschlappen darin, wringen Sie ihn aus, und waschen Sie damit Ihr Gesicht. Bei Bedarf kann der warme Waschlappen auch auf gestresste Augen gelegt werden. Lavendel wirkt beruhigend, entspannend und ist toll für die Haut.

»Honey, Honey« – duftende Honigmaske

1 EL Bio-Honig · 4 Tropfen eines hautpflegenden ätherischen Öls wie **Zedernholz, Weihrauch, Elemi** (eine Weihrauchart), **Lavendel** oder **Myrrhe**

Vermischen Sie das ätherische Öl mit dem Honig. Rühren Sie gegebenenfalls wenige Tropfen lauwarmes Wasser unter, um eine streichfähige Paste zu erhalten. Tragen Sie sie auf Gesicht, Hals und Dekolleté auf, und lassen Sie sie einwirken. Wer den Effekt noch intensivieren möchte, kann eine aktivierende und die Durchblutung anregende Zupfmassage machen. Gehen Sie einfach mit den Fingern über Ihre Gesichtshaut. Weil der Honig klebrig ist, bleibt die Haut an ihnen hängen. Am Anfang ist die Maske sehr pappig. Nach wenigen Minuten verändert sich das Hautgefühl jedoch. Waschen Sie die Maske nach ca. 15 Minuten mit lauwarmem Wasser ab. Ihre Haut fühlt sich danach wunderbar samtig und weich an.

Zahnpasta für ein strahlendes Lächeln

3 EL Kokosöl (etwas erwärmt, damit es weicher wird) · 3 TL Natron · ½ TL Kurkuma · 2 Tropfen ätherisches Orangenöl · 2 Tropfen ätherisches Grüne-Minze-Öl · 1 Tropfen ätherisches Zimtöl

Verrühren Sie Kokosöl, Natron und Kurkuma zu einer geschmeidigen Paste. Damit es angenehm schmeckt, geben Sie die ätherischen Öle hinzu. Füllen Sie alles in ein sauberes Schraubglas. Die Menge reicht für mehrere Wochen.

»Ich mag's frisch!« – Minz-Körperpeeling

50 g feines Salz · 1 EL verflüssigtes Kokosöl · 1 Tropfen ätherisches Pfefferminzöl

Vermischen Sie alle Zutaten miteinander, und geben Sie sie in ein Bügelglas. Brausen Sie unter der Dusche Ihren Körper ab, und tragen Sie 1 TL Peeling auf. Lassen Sie es kurz einwirken, und massieren Sie es sanft ein. Duschen Sie sich anschließend lauwarm ab. An heißen Sommertagen wirkt das Peeling noch lange erfrischend und kühlend. Durch das Kokosöl kann es rutschig sein, seien Sie vorsichtig, damit Sie nicht ausrutschen! Sie können das Peeling auch nur auf Salzbasis zubereiten.

»Zeigt her eure Füße!« – Fußpeeling

50 g Rohrzucker (angenehmer als Salz) · 1 EL verflüssigtes Kokosöl · 5 Tropfen ätherisches Orangenöl

Vermengen Sie alle Zutaten miteinander, und geben Sie die Mischung in ein sauberes Schraubglas. Nehmen Sie pro Anwendung 1 TL, und rubbeln Sie Ihre Fußsohlen nach einem Fußbad damit ab. Das entfernt Hornhaut, pflegt und sorgt mit dem Duft der Orange für ein sonniges Urlaubsfeeling. Wenn Sie besonders trockene Füße haben, lassen Sie die Peelingmasse in Baumwollsocken 1 Stunde in die Haut einwirken. Die Füße fühlen sich danach wunderbar gepflegt und genährt an.

TIPP

Ich bin gegen Verschwendung. Da ich gern unterschiedliche Düfte in der Dusche habe (etwas Frisches am Morgen und etwas Beruhigendes am Abend), befülle ich die leeren Öl-Fläschchen mit einem nicht duftenden petrochemiefreien Duschgel. An den Innenwänden haftet immer noch reichlich von dem Aroma, das ich auf diese Weise heraushole. Die Dusche wird zur Duftkabine mit einem super Frischekick! Durch den warmen Wasserdampf wird der Geruch intensiviert, und das Duschen ist so ein besonderes Erlebnis.

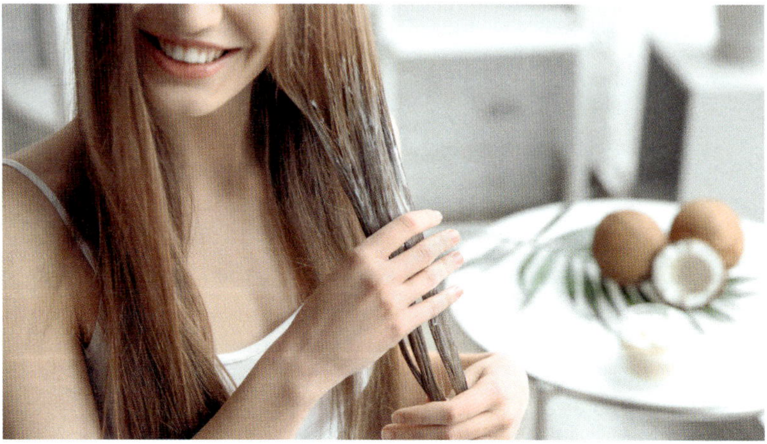

TIPPS FÜR STRAHLENDES HAAR

Meine Schwiegermutter sagt gern: »Die Haare sind wie ein Bilderrahmen für das Gesicht.« Ich glaube, das sehen viele so, und deshalb wird viel Wert auf strahlendes, schwungvolles Haar gelegt. Manchmal scheint es, dass in den Shampoos mehr Vitamine enthalten sind als in unseren Speisen.

Ylang-Ylang-Glanzkur

In Indonesien wird für glänzendes Haar gern Ylang Ylang in eine Haarkur gegeben. Je nach Haarlänge und -dichte nehmen Sie:

1–2 EL Kokosöl · 1–2 Tropfen ätherisches Ylang-Ylang-Öl

Vermengen Sie beide Zutaten miteinander, und kneten Sie die Mischung in Ihr Haar. Wickeln Sie sich ein Handtuch um den Kopf, und lassen Sie die Kur über Nacht einziehen.

Wichtig: Um Öl aus dem Haar auszuspülen, reicht Wasser nicht. Es perlt einfach ab. Es gibt gute ayurvedische Pulver, die das Öl aus dem Haar aufnehmen und binden. Ebenso können Sie 1 EL Roggenmehl auftragen. Oder Sie arbeiten ein giftfreies Shampoo ein und spülen dann erst mit Wasser. Es braucht schon zwei Spülvorgänge, um das Öl aus dem Haar zu lösen.

Starkes Haarwachstum durch basisches Haarwasser

Manchmal kann die Ursache von Haarausfall ein übersäuerter Haarboden sein. Der Körper entzieht ihm Mineralien, um Gifte zu binden. Mit ätherischen Ölen können Sie hier ausgleichend entgegenwirken.

1 TL Natron · 100 ml warmes Wasser · 3 Tropfen ätherisches Lavendelöl (pflegend und entspannend) · 3 Tropfen ätherisches Zedernholzöl (für gesundes Haarwachstum) · 3 Tropfen ätherisches Rosmarinöl (fördert die Mikrozirkulation in der Haarwurzel)

Lösen Sie das Natron im warmen Wasser auf. Geben Sie die Mischung zusammen mit den ätherischen Ölen in ein Sprühfläschchen. Sprühen Sie das Haarwasser auf das trockene oder nasse Haar, und massieren Sie es in die Kopfhaut ein. Durch das Natron wird das Haar auch etwas griffiger.

Sie können die ätherischen Öle auch in Kokosöl anrühren, auf das Haar auftragen, Ihr Haar mit einer Duschhaube oder einem Handtuch bedecken und die Kur über Nacht einwirken lassen. Der Kreativität und Experimentierfreude sind hier keine Grenzen gesetzt – ich habe schon von einer sehr exklusiven Mischung gehört, in der 1 l Wasser mit je 40 Tropfen der ätherischen Öle von Geranie, Zedernholz, Rosmarin, Lavendel, Thymian, Strohblume, Zypresse, Hinoki und Blaufichte gemischt wurde, um es mehrmals am Tag über den Kopf zu sprühen. Das Ergebnis: dichtes, kraftvolles Haar. Eine solche Mischung sollte im Kühlschrank aufbewahrt werden.

Pflege in den Wechseljahren

In den Wechseljahren reagiert gerade das Haar auf die neue hormonelle Situation. Hier kann Muskatellersalbei ausgleichend wirken, denn er ist reich an sogenannten Phytoöstrogenen. Wenn das körpereigene Sexualhormon zurückgeht, das Haut und Haare erstrahlen lässt, können Sie Ihre Schönheit gut mit dem ätherischen Öl der Pflanze unterstützen.

1 EL Kokosöl · 3 Tropfen ätherisches Muskatellersalbeiöl

Mischen Sie beide Zutaten miteinander, und tragen Sie das Öl auf Kopfhaut und Haare auf. Sie können diese Mischung auch über Nacht einwirken lassen und am nächsten Tag auswaschen.

TIPP

Graue Haare?

Ich habe noch keine Anwendung von ätherischen Ölen gefunden, die das Ergrauen der Haare rückgängig macht – leider. Aber vielleicht kann es gestoppt werden. Nach der chinesischen Lehre hängt das Ergrauen mit einer Abnahme oder Erschöpfung der Nieren-Essenz zusammen, denn die Nieren verwalten die Lebenskraft. Erleben wir kräftezehrende Phasen, fangen wir an, zu ergrauen. Auch nach extremen Schocksituationen kann es vorkommen, dass jemand quasi über Nacht ergraut. Daher hier mein Tipp zur Nieren-Stärkung:

Förderlich ist es, dem Körper nach kräftezehrenden Phasen Ruhe und viel erholsamen Schlaf zu gönnen. Dies kann z. B. mit **Lavendel** unterstützt werden. Im Schlafzimmer 15 Minuten vor dem Zubettgehen in einem Ultraschalldiffusor beruhigende, entspannende Düfte wie Lavendel oder **Weihrauch** zu vernebeln, erschafft eine angenehme Atmosphäre.

Im Winter können warme Fußbäder mit 2 Tropfen ätherischem **Ingweröl** und 1 EL Basensalz wärmend und wohltuend sein und ebenfalls die Nieren-Energie stärken. Wenn Sie noch tiefer in das Thema eintauchen möchten, wenden Sie sich bitte an einen TCM-Spezialisten.

GEPFLEGTE HAUT – SCHÖN WIE KLEOPATRA

Ätherische Öle wurden schon zu antiken Zeiten für die Schönheit eingesetzt. Erinnern wir uns an die ägyptische Herrscherin Kleopatra (69–30 v. Chr.), die für ihre strahlende Schönheit ebenso wie für ihre ausschweifenden Schönheitsrituale bekannt ist. Sie verwendete ätherische Öle, u. a. Weihrauch und Myrrhe, um einen strahlenden Teint zu zaubern. Aus wissenschaftlicher Sicht hat sie mit ihrem abendlichen Eselsmilchbad bestes Anti-Aging betrieben. Das war extrem kostspielig, denn für ihr Bad mussten täglich 700–1000 Esel gemolken werden. Was für ein Aufwand!

Unsere Haut ist von ca. 1000 unterschiedlichen Bakterien besiedelt, die wie jene im Darm zur Gesamtheit des Mikrobioms gehören. Auf symbiotische Weise lebt dieses Gewimmel mit uns. Seine Gesundheit ist wichtig, damit auch wir gesund bleiben. Es ist daher ganz entscheidend, was wir einnehmen und was wir auf die Haut auftragen. Die Haut ist eine halbdurchlässige Membran. Wir können über sie also Wirkstoffe in unseren Körper hineinschleusen, und der Körper kann über sie Schadstoffe ausscheiden. Je nachdem, zu welchen Mitteln wir greifen, besteht die Gefahr, dass das symbiotische Gleichgewicht gestört wird.

Die meisten Menschen möchten sich ein jugendliches Aussehen erhalten und pflegen daher ihre Haut. Wie schön, wenn das mit ganz natürlichen Mitteln geht! Besonders pflegend und regenerierend für die Haut ist Sandelholz, ein sehr exklusives ätherisches Öl, das verjüngend auf die Haut wirkt und auf Zellebene repariert, wenn z. B. zu viel Sonnenlicht getankt wurde. Bislang wuchs der Baum ca. 40–50 Jahre, bis er geerntet und das ätherische Öl gewonnen werden konnte. Da die Sandelholzbäume sehr kostbar sind, wurde auch die Erntemethode verändert und nun werden Äste, die z. B. nach einem Sturm abgebrochen sind, gesammelt, oder es werden abgestorbene Bäume destilliert. Das ist ein ähnliches Vorgehen wie bei Palo Santo, dem Heiligen Holz.

TIPP

Wenn Sie Ihre pflegende Hautcreme auftragen, ziehen Sie lustige Grimassen dabei. Im Gesicht haben wir jede Menge Muskeln, und je trainierter diese sind, desto straffer wirkt das Gesicht. Machen Sie z. B. immer wieder einen Kussmund, strecken Sie Ihre Zunge wie ein brüllender Löwe hinaus, oder reißen Sie die Augen weit auf. Lachen tut ebenfalls gut, denn dabei werden automatisch viele der Gesichtsmuskeln aktiviert. Oder plustern Sie Ihre Backen auf, und fahren Sie mit der Zunge über die Zähne. Ein stimmungsaufhellendes ätherisches Öl wie **Zitrone, Bergamotte** oder **Orange** kann Sie dabei zusätzlich erfreuen.

Wichtig: Tragen Sie Zitrusöle im Sommer nicht im Gesicht oder anderen Bereichen der Haut auf, die der Sonne ausgesetzt sind. Da die Bestandteile die Haut lichtempfindlich machen, kann dies zu Verbrennungen führen. Inhalieren Sie stattdessen die Öle aus dem Fläschchen oder aus der Hand.

Zurück zur Natur

Christin Grahmann aus Frankreich

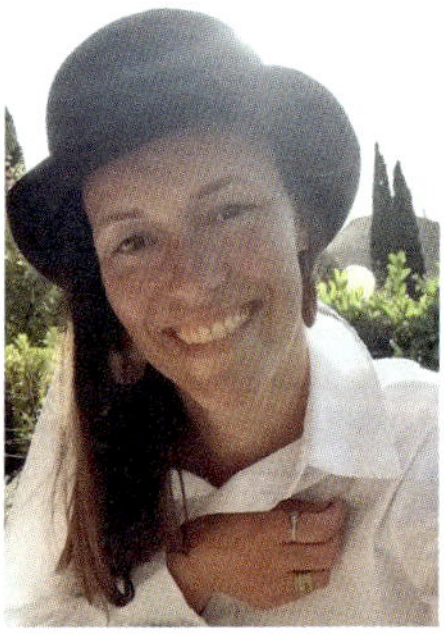

Von klein auf interessierten mich Düfte und exotische Gerüche. Ich träumte davon, etwas Medizinisches oder Therapeutisches zu erlernen, da mich die komplexe Funktionsweise des Körpers faszinierte. Tatsächlich setzte ich das in die Realität um, doch meine wahre Bestimmung war noch lange nicht gefunden. Meine Ausbildung zur Logopädin befriedigte nicht, wonach ich intuitiv immer suchte, denn die geistig-seelische Komponente wurde gar nicht berücksichtigt. Mir war aber immer klar, dass man alle drei Aspekte der wahren Heilung, Körper, Geist und Seele, berücksichtigen muss, um wirklich erfolgreich zu sein. Nur so würde ich auch meinem ideellen Anspruch an mich selbst und die Welt gerecht. Nach langer Suche, vielem Experimentieren und einigem Lehrgeld kam ich über den Kontakt mit Karin an die ätherischen Öle höchster Reinheit und Qualität. Endlich konnte ich tatsächlich das ganze Spektrum des Heilens abdecken!

Zu dieser Zeit arbeitete ich bereits in einem Kräuter- und Gewürzladen mit einem Team von Gleichgesinnten und Kontakten zu Heilpraktikern. Daher konnte ich mein Wissen anwenden und diese neuen Schätze weiterempfehlen. Je mehr ich mich damit beschäftigte und auch mehr über die Anliegen der Kundinnen und Kunden erfuhr, desto tiefer tauchte ich in die Zusammenhänge ein, wie die ätherischen Öle Körper, Geist und Seele auf harmonische Weise in Einklang bringen können. Die für mich eindringlichste Erkenntnis war dabei, dass die ätherischen Öle für alle Belange des Alltags (Putzen, Waschen, Geschirrspülen usw.) verwendet

werden können. Ich fokussierte mich darauf, alle Inhaltsstoffe meiner Haushaltsmittel zu recherchieren und sie gnadenlos aus meinem Leben zu entfernen. Letztlich kann nur ein giftfreier Haushalt die Grundlage dafür legen, dass die Kraft der Öle vollumfänglich wirkt.
Seither zaubern die ätherischen Öle jeden Tag ein Lächeln in mein Gesicht und ein kindliches Erstaunen über den Umfang der Einsatzmöglichkeiten. Ich würde das Gefühl beschreiben als: Endlich angekommen, die Suche hat ein Ende, das echte Leben kann losgehen!
Die ätherischen Öle begreife ich als Entdeckungsreise, die nie langweilig werden kann, und ich bin dankbar, dass die Faszination sich tagtäglich ungebrochen in meinem Alltag fortsetzt.

Beauty-Serum

50 ml Ölauszug mit Lavendelblüten · 5 Tropfen Weihrauch · 5 Tropfen Copaiba · 2 Tropfen Myrrhe

Mischen Sie alle Zutaten in einem Fläschchen, eventuell mit Pipettendeckel. Dieses Beautyöl können Sie gut als Nachtpflege auftragen.

»Let the sun shine« – aber schützen Sie die Haut!

Wie herrlich ist die Sommerzeit, besonders am Meer! Die Füße in den Sand stecken, dem Wellenrauschen lauschen und die wärmende Sonne genießen. Dabei ist es wichtig, die Haut vor zu hoher Sonneneinstrahlung zu schützen. In vielen Sonnencremes befinden sich jedoch einige schädliche Inhaltsstoffe. Manche sind sogar krebserregend und beeinflussen das Hormonsystem. Hawaii hat ein Gesetz verabschiedet, das die Verwendung von Sonnencreme vor dem Bad im Meer verbietet. Die Inhaltsstoffe der Sonnencremes haben das Wasser so stark verschmutzt, dass die Korallenriffe geschädigt wurden.

Der beste Schutz ist immer noch, sich passend anzuziehen, mit einem Sonnenhut und leichter, luftiger, langärmeliger Bekleidung. Generell ist es auch ratsam, sich eher im Schatten aufzuhalten – egal, ob mit oder ohne Sonnencreme. Ihre Verwendung verlängert nur den unriskanten Aufenthalt in der Sonne. »Dauergrillen« ist jedoch nie gesund.

Die Natur bietet uns auch natürlichen Sonnenschutz für die Haut. Himbeersamenöl hat einen Lichtschutzfaktor von ca. 25 und behütet somit ganz gut vor zu hoher Sonneneinstrahlung. Ätherische Öle selbst haben keinen Lichtschutzfaktor, pflegen allerdings die strapazierte Haut.

50 ml Himbeersamenöl · 7 Tropfen ätherisches Karottensamenöl · 7 Tropfen ätherisches Lavendelöl

Geben Sie alle Zutaten in ein Sprühfläschchen, verschütteln Sie sie, und sprühen Sie damit die Haut ein.

Kosmetik, die schön und gesund macht

Sandie Heuser, Make-up-Artist

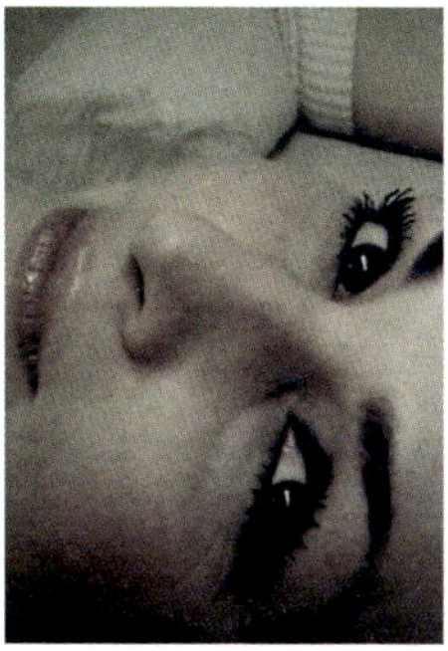

Ich bin seit fast 30 Jahren in der Beauty-Branche tätig und habe hauptsächlich für Film-, Fernseh- und Fotoproduktionen gearbeitet. Mich haben schon immer die Hintergründe interessiert, z. B. die Inhaltsstoffe und Wirkungsweise kosmetischer Mittel und pflegender Produkte für Haut und Haar. Bereits als Teenager habe ich mir Make-up und Lippenstifte selbst hergestellt, da ich Farben haben wollte, die es nicht zu kaufen gab. Heute ist meine Motivation eine andere: Wenn ich bedenke, welche Gifte die Kosmetikindustrie ihren Produkten zusetzt, nur um eine bestimmte Konsistenz, Haltbarkeit oder einen speziellen Geruch zu gewährleisten, wird mir übel. Führe ich mir vor Augen, wie viel Leid für Tiere und Umwelt in Kauf genommen wird, nur um billig zu produzieren, dann könnte ich weinen. Selbst Naturkosmetik ist oft nicht frei von Palmöl und Mikroplastik.

Meine Philosophie ist es, Kosmetik herzustellen, die Spaß macht, sich gut anfühlt, möglichst aus natürlichen Rohstoffen besteht, keine Mineralöle oder schädlichen chemischen Zusatzstoffe enthält, auf Plastikverpackungen verzichten kann … und die natürlich wirkt und gut riecht. Als Karin mir die ätherischen Öle in dieser hohen Qualität vorstellte, war es wie das Puzzleteil, das mir noch fehlte. Mir eröffnete sich dadurch eine wunderbare Welt, die mir sämtliche Wirkstoffe der Natur in konzentrierter Form zur Verfügung stellt.

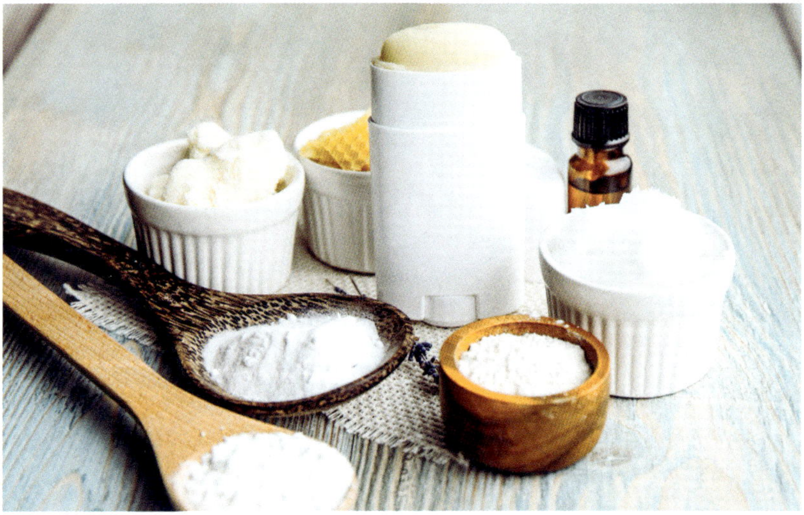

Und nun für Sie Rezepte zur Inspiration und zum Nachmachen. Viel Spaß beim Ausprobieren!

24-Stunden-Deocreme

2 TL weißes Bienenwachs · 3 TL Kokosöl · 2 TL fein gemahlenes Natron · 2 TL Speisestärke · je 1 Tropfen der ätherischen Öle von Nelke, Zimt, Rosmarin, Zitrone und Eukalyptus · 2 Tropfen ätherisches Teebaumöl · 3 Tropfen ätherisches Bergamottenöl · 5 Tropfen ätherisches Limettenöl

Schmelzen Sie das Bienenwachs im Wasserbad, und geben Sie dann das Kokosöl dazu. Wenn sich alles gelöst hat, rühren Sie Natron und Speisestärke ein. Passieren Sie alles durch ein feines

Sieb, damit es keine Klümpchen gibt. Lassen Sie nun die Masse auf unter 30 °C abkühlen. Jetzt erst geben Sie die ätherischen Öle hinzu und verrühren alles gut. Füllen Sie die Deo-Creme in kleine Gläser oder eine leere Deohülse, und lassen Sie sie abkühlen, bis die Masse vollkommen erstarrt ist. Aus hygienischen Gründen ist es empfehlenswert, die Deo-Creme mit einem Spatel aus dem Glas zu nehmen.

TIPP

Zur Haltbarkeit von selbst hergestellter Kosmetik

Eine gute Orientierung sind ca. drei Monate für frisch zubereitete Cremes, die kein Wasser enthalten. Sie können sich auch an den verschiedenen Haltbarkeitsangaben der einzelnen Produkte orientieren. Hier gilt als Faustregel: Die Creme hat mindestens das Mindesthaltbarkeitsdatum des verwendeten Rohstoffs, der zuerst abläuft.

Body Whip

60 g Kokosöl · 50 g Kakaobutter · 10 g pflegendes fettes Öl, z. B. Argan-, Avocado- oder Aprikosenkernöl · 10 Tropfen einer Mischung ätherischer Öle z. B. aus Zimt, Ingwer und Orange

Schmelzen Sie das Kokosöl und die Kakaobutter in einem Wasserbad, und füllen Sie die Flüssigkeit in eine Rührschüssel. Lassen Sie sie abkühlen, bis sie fast wieder fest ist. Mischen Sie die ätherischen Öle mit dem Pflegeöl, und verrühren Sie sie mit der Masse. Lassen Sie die Mischung 30 Minuten abkühlen. Wenn die Creme erstarrt ist, schlagen Sie sie mit einem elektrischen Handrührgerät oder Schneebesen so lange, bis eine fluffige, sahneartige Konsistenz erreicht ist. Füllen Sie die Body Whip in luftdicht verschließbare Gläser, und bewahren Sie sie an einem nicht zu warmen Ort auf. Diese reichhaltige Creme ist eine Wohltat für den ganzen Körper, sogar für die Füße und die Haarspitzen. Sie eignet sich auch als schönes persönliches Geschenk. Die ätherischen Öle können Sie variieren und z. B. auch Rose, Lavendel oder Weihrauch verwenden.

Wie erwähnt, stellte ich unseren Haushalt 2015 auf natürlich um. Es war ein tolles Gefühl. Doch eines Tages stand in unserer Dusche wieder ein gewöhnliches Duschgel. Unser Sohn, mitten in der Pubertät, hatte es sich gekauft. Bald gesellten sich verschiedene Duftwässerchen, Haarprodukte etc. hinzu, bildeten eine regelrechte gegnerische Front, und es kam zum Eklat.

Letztlich einigten wir uns darauf, dass unser Sohn seine Chemiebomben bei sich im Zimmer aufbewahrte. Ich wollte sie zumindest nicht im gemeinsamen Bad haben. Heute führt er mit seiner Freundin einen eigenen und weitgehend natürlichen Haushalt.

Die Lektion für mich als Mutter war, ihn – auch wenn es mir schwerfiel – selbst entscheiden lassen zu müssen. Nachdem Zetern, Belehrungen und sorgenvolle Hinweise nichts gebracht hatten, akzeptierte ich schließlich, dass er selbst die Verantwortung für seine Gesundheit tragen wollte. Um Bewusstsein zu entwickeln, braucht es Freiraum und Zeit.

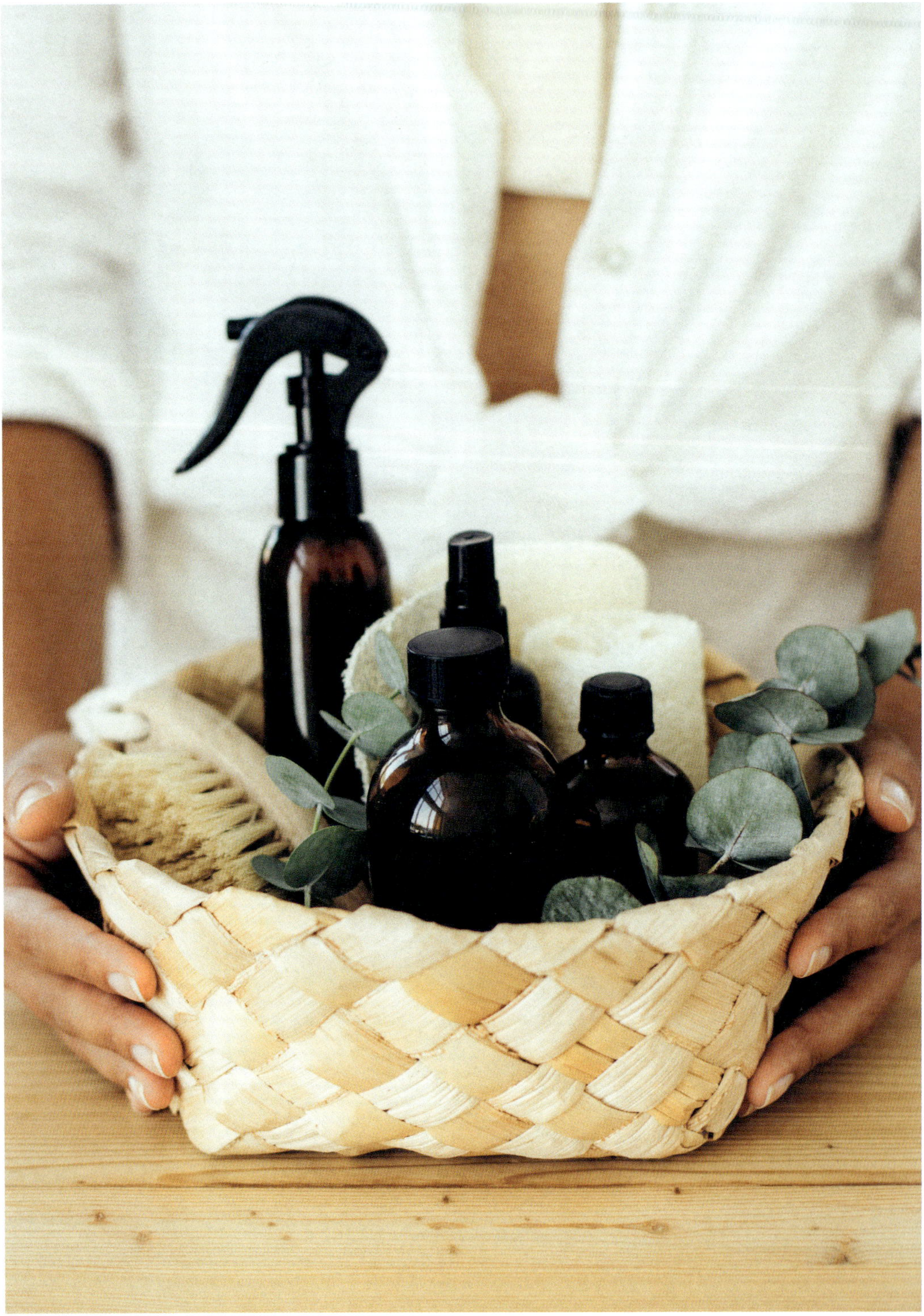

My home is my castle

ÄTHERISCHE ÖLE ZUM REINIGEN

Entgiften oder Neuvergiftung vermeiden – was kommt zuerst? Diese Frage hat mich lange beschäftigt, und im Laufe der Zeit habe ich unterschiedliche Strategien ausprobiert.

Als sich mir die Welt der ätherischen Öle mit allen Wirkbestandteilen eröffnete, war mir recht schnell klar, dass ich nur noch diese nutzen wollte, um Belastungen, die durch den konventionellen Anbau von Pflanzen entstehen, zu vermeiden. Dass ich mich aber in anderen Bereichen des Lebens wie dem Haushalt jeden Tag aufs Neue mit chemischen Substanzen belastete, wurde mir erst nach und nach bewusst. So wie viele Menschen meinte auch ich lange: »Ach, so viele konventionelle Mittel habe ich ja gar nicht im Haus.« Eigentlich benutze ich doch nur Essigreiniger, dachte ich, doch beim genauen Hinschauen stellte sich das als Irrtum heraus.

Daher empfehle ich mittlerweile, den Fokus zunächst darauf zu legen, die Neuvergiftung im Haushalt so schnell wie möglich abzustellen. Erst muss die Basis stimmen, dann kann veredelt werden, sprich die Anwendung der ätherischen Öle erfolgen. Andernfalls wäre es so, als würde man ein Seidendeckchen über einen Misthaufen legen, wie es ein spiritueller Lehrer einmal so treffend ausdrückte. Daher schauen wir uns als Nächstes verschiedene Möglichkeiten an, einen klassischen Haushalt in einen natürlichen zu verwandeln. Denken Sie daran: Sie sind der Hüter Ihrer Türschwelle und bestimmen, was in Ihr Zuhause hineindarf!

DIE GESCHICHTE DER VIER DIEBE

Es war um 1700 in Südfrankreich. Der schwarze Tod wütete und löschte viele Menschenleben aus. Vier Gewürzhändlern ging das Geld aus, und aus der Not heraus setzten sie ihre Gewürze in Essig an. Darin tränkten sie Tücher und hielten sie sich vor das Gesicht. So atmeten sie die durch die ätherischen Öle gereinigte Luft ein und konnten Sterbende oder bereits verstorbene Pestopfer ausrauben, ohne sich anzustecken. Schließlich nahm man sie in den Gegenden von Marseille und Toulouse gefangen. Um an ihr Geheimnis zu kommen, stellten die Behörden ihnen eine Begnadigung in Aussicht. So kann man heute noch in Marseille den »Vier-Diebe-Essig« kaufen.

Angelehnt daran gibt es eine ätherische Ölemischung von meinem bevorzugten Anbieter, die durch die Gesamtheit ihrer Wirkbestandteile von Zimt, Nelke, Rosmarin, Eukalyptus und Zitrone auf mikrobieller Ebene klärend wirkt. Sie hat in verschiedenen Produkten des täglichen Bedarfs Einzug gehalten: einem Haushaltsreiniger, einem Spül- und einem Waschmittel. Ich möchte die Marke an dieser Stelle nicht benennen, bei Interesse schreiben Sie mich aber gern an. Da es sich um Konzentrate handelt, können sie stark verdünnt werden, wodurch der Verpackungsmüll deutlich reduziert wird. Die folgende Methode hat sich bewährt: Füllen Sie zwei Drittel des Flascheninhalts in ein anderes Vorratsgefäß um, und gießen Sie die Flasche mit Wasser wieder auf. Beim Spülmittel geben Sie noch 1 TL Natron hinzu.

Wenn man bedenkt, dass bis ins Jahr 1920 in Frankreich Krankenhäuser mit Wacholder und Rosmarin gereinigt wurden, dann kann man erahnen, wie wirksam die ätherischen Öle dabei sind, ein hygienisches Umfeld zu schaffen.

ROOM-TOUR ZUM GIFTFREIEN LEBENSSTIL

Dr. Olivier Wenker, der das Vorwort für dieses Buch geschrieben hat, ist mittlerweile im Ruhestand. »Un-Ruhestand« trifft es jedoch besser, denn er hat es sich zur Aufgabe gemacht, Menschen darüber aufzuklären, wie sie Zivilisationskrankheiten vermeiden können. So auch ein junges Ehepaar, das sich Hilfe suchend an ihn wandte, weil dessen Kinderwunsch bis dahin unerfüllt geblieben war. Dr. Wenker fragte die beiden, welche Putzmittel und Hygieneartikel sie benutzten, und sie antworteten, dass sie einen konventionellen Haushalt mit den entsprechenden Produkten führten. Daraufhin erhielten sie von ihm die Aufgabe, alle künstlichen durch natürliche Produkte zu ersetzen. Nach drei Monaten meldeten sie sich bei ihm mit der frohen Kunde, dass Nachwuchs im Anmarsch sei.

Diese Geschichte vermittelt eine Idee, was möglich ist, wenn die Neuvergiftung stark verringert wird und der Körper sich regenerieren kann.

Starten Sie Ihre individuelle Room-Tour, und gehen Sie dabei in Ihrem eigenen Tempo vor. Sie entscheiden, mit welchem Raum Sie beginnen wollen.

Badezimmer

Oft ist im Badezimmer am meisten zu finden. Nehmen Sie einen Korb oder eine Kiste, und legen Sie alle Hygiene- und Kosmetikartikel sowie Putzmittel hinein, deren Labels bedenkliche Inhaltsstoffe aufweisen:

- bei Shampoos und Spülungen z. B. SLS (Sodium Laureth Sulfat), Formaldehyd
- bei Zahncremes z. B. SLS, Fluorid, Propylenglykol, künstliche Aromen und Farbstoffe
- bei Deos z. B. Aluminium, Triclosan, Propylenglykol
- bei Babyprodukten z. B. Talkum, SLS, künstliche Duftstoffe, Alkohol

Die Inhaltsstoffe von Dufterfrischersprays können:

- genotoxisch sein, d. h. das Erbgut verändern
- die Atmung erschweren
- die Nerven schädigen
- die Geschlechtsorgane beeinträchtigen und die Zeugungsfähigkeit vermindern
- die Leber belasten

Auch aggressive künstliche Reiniger für die Dusche und das WC können getrost in den Korb wandern, denn sie belasten nicht nur die Gesundheit, sondern auch die Umwelt.
Betrachten Sie Ihre Beute, und ersetzen Sie sie durch Produkte mit natürlichen Inhaltsstoffen. Auch in diesem Fall können Sie schrittweise vorgehen, indem Sie sich zunächst Artikel aus dem Biohandel besorgen und vielleicht später dazu übergehen, selbst entsprechende Mittel herzustellen.

Das stille Örtchen – Sprudeltabs für die Toilette

Jeder findet gern eine saubere Toilette vor. Die Mischung des Küchen-Universal-Sprays kommt auch im Badezimmer zum Einsatz, um die Klobrille zu reinigen. Ein Fläschchen dieser Mischung steht bei uns bei jedem WC. Für die Sprudeltabs benötigen Sie:

1 Tasse Natron · ½ Tasse Zitronensäure · 200 ml Wasser · 10 Tropfen ätherisches Zitronenöl · 10 Tropfen ätherisches Pfefferminzöl

Tragen Sie bei der Zubereitung gegebenenfalls Handschuhe und Mundschutz, und arbeiten Sie wenn möglich an der frischen Luft. Vermischen Sie das Natron in einer großen Edelstahlschüssel oder einem Edelstahltopf mit der Zitronensäure. Geben Sie das Wasser mit den ätherischen Öle in eine Sprühflasche, und verschütteln Sie sie gründlich. Sprühen Sie die Natron-Zitronensäure-Masse mit etwas von dem Wasser ein. Es wird leicht schäumen. Verrühren Sie alles vorsichtig mit ei-

nem Schneebesen. Sprühen Sie immer wieder nach, bis eine geschmeidige Masse entsteht. Füllen Sie diese dann in Eiswürfelbehälter oder Silikonförmchen, und lassen Sie sie 1–2 Tage bei Zimmertemperatur trocknen. Die Tabs können Sie in einem Schraubglas aufbewahren.
Geben Sie pro Anwendung 1 Tab in die Toilette, putzen Sie gegebenenfalls mit der Toilettenbürste nach, und spülen Sie die Reste beim nächsten Toilettengang hinunter.

Und weil wir schon am stillen Örtchen sind: Hier stehen in manchen Haushalten Lufterfrischer aus der Sprühdose, die für eine angenehme Duftnote sorgen sollen. Manche hängen auch kleine Behälter ins WC, durch die das Wasser blau eingefärbt wird. Nicht nur, dass die Umwelt unnötig belastet wird, auch über die Atmung nimmt man die unnatürlichen Aromastoffe auf. Alternativ dazu gibt es Gipssteine, auf die Sie ein paar Tropfen ätherisches Öl geben können, wodurch sich der Duft im Raum verteilt. Ich bevorzuge hier entweder Zitrone als Klassiker oder auch Nelke, die sehr stark reinigend auf die Raumluft wirkt. Vielleicht ist es ein bisschen aufwendiger, weil ein ätherisches Öl ja leicht und flüchtig ist und immer mal wieder erneuert werden muss. Dafür riecht es natürlich und belastet nichts und niemanden.

Es freut mich sehr, dass mein Buch dazu beiträgt, dass die natürliche Haushaltsführung immer mehr Anklang findet und ich von Leserinnen und Lesern neue Ideen und Rezepte erhalte, die ich ausprobieren und weitergeben kann. Einige lasse ich im Folgenden zu Wort kommen. Da das Thema uns alle über die Ländergrenzen hinaus betrifft, freut es mich, hier auch internationale Erfahrungsberichte zu teilen.

Unser Weg zum giftfreien Leben

Martine Bram aus Luxemburg

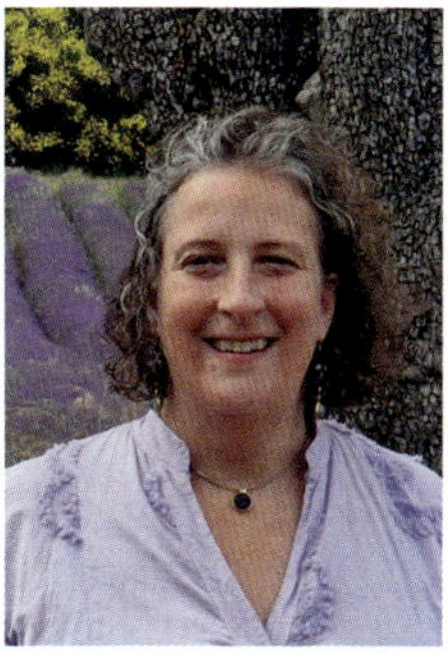

Mein ältester Sohn, damals acht Jahre alt, litt unter verschiedenen Allergien. Er reagierte z. B. auf Pollen, Hausstaub und Tierhaare. Jedes Mal, wenn wir ihn testen ließen, zeigte sich eine neue Allergie. Unser jüngster Sohn hat seit seiner Geburt 2011 Neurodermitis, die wir mit einer Darmsanierung aber relativ gut in den Griff bekamen. Ich selbst hatte 2016 meinen ersten neurodermitischen Schub, nach dem meine Haut nur schwer wieder in die Balance zu bekommen war. Mein Mann hatte regelmäßig Migräne.

Während eines Seminars fiel uns dieses Buch von Karin Opitz-Kreher in die Hände. Nach der Lektüre entschied mein Mann, dass wir unser Leben komplett umkrempeln und uns von den kleinen Helfern aus der Natur unterstützen lassen sollten, damit es uns wieder besser ging. Was hatten wir schon zu verlieren?

Als treibende Kraft unterzog er die verschiedenen Putzmittel in unseren Schränken einer Prüfung, indem er unsere Nasen darüber entscheiden ließ, was aussortiert wurde. Da wir bereits mit ökologischen Produkten putzten, war unser Geruchssinn ein wenig trainiert und reagierte zunehmend sensibler auf schädliche und penetrante Gerüche.

Da ich experimentierfreudig bin, startete ich bald meine ersten Versuche mit Do-it-yourself-Haushaltsreinigern auf der Basis von ätherischen Ölen. Ich begann, Spülmaschinen- und Toilettentabs, Spülmittel, Allesreiniger und WC-Reinigungsgel selbst herzustellen, und war begeistert, wie schnell und unkompliziert das ging und wie effektiv die Mittel waren. Zum guten Gefühl, die Umwelt zu schützen, gesellte sich auch die Freude darüber, den Geldbeutel zu schonen. Das schönste Resultat war aber, dass sich im Laufe der Zeit unsere verschiedenen Wehwehchen immer seltener meldeten.

Als kleinen Einblick in unseren giftfreien Alltag hier ein einfaches Rezept, das sich bewährt hat.

WC-Reinigungsgel

600 ml Wasser · 2 EL Zitronensäure · 2 EL Speisestärke · 1 Verschlusskappe giftfreier Haushaltsreiniger (siehe S. 110) · 15 Tropfen ätherische Öle nach eigener Wahl für einen frischen Duft, z. B. Zitronengras, Citronella, Zitrone und Eukalyptus

Kochen Sie 100 ml Wasser ab, und lassen Sie es abkühlen. Rühren Sie die Zitronensäure ein, bis sich alle Kristalle aufgelöst haben, und fügen Sie den Haushaltsreiniger hinzu. Rühren Sie in einem Topf die Speisestärke in das restliche Wasser ein, und lassen Sie es unter stetigem Rühren aufkochen, bis eine zähflüssige, milchige Masse entsteht. Vermischen Sie die Zitronensäure mit dem Speisestärkegemisch, und geben Sie die ätherischen Öle hinein.

Küche

Auch in der Küche finden sich oftmals die verschiedensten Chemiekeulen.

Das sollte rausfliegen:

- konventionelle Cerankochfeld-, Backofen- und Edelstahlreiniger
- quietschbunte Spülmittel
- konventionelle Spülmaschinenreiniger
- konventionelle Kühlschrankdeos

Neben den verschiedenen ätherischen Ölen dürfen einziehen:

- Spülmittel und Allzweckreiniger auf natürlicher Basis
- Natron – erzeugt ein basisches Umfeld und entzieht Keimen die Grundlage
- Zitronensäure – löst Verkalkungen, ist stark reinigend und geruchsneutral (Achten Sie darauf, natürliche Zitronensäure zu verwenden. Synthetisch hergestellte Zitronensäure hat in der Regel nichts mit Zitrusfrüchten zu tun, sondern ist ein Stoffwechselprodukt, das beim Zersetzungsprozess von Melasse durch gentechnisch veränderte Schimmelpilze entsteht. Bei der Produktion kann es zu Verunreinigungen kommen, wodurch z. B. Allergien begünstigt werden.)
- Essigessenz – löst Verkalkungen und ist stark reinigend
- neutrale Kernseife – löst alle Arten von Fett
- Waschsoda – effektiv bei hartnäckigen Flecken und starken Verunreinigungen

Die erste Regel in der Küche ist, täglich den Spüllappen zu wechseln. Keime mögen es feucht, und da ist der Spüllappen natürlich ein idealer Ort. Ab in die Wäsche damit!

Küchen-Universal-Spray

Mit dem Küchen-Universal-Spray können Sie auf der Arbeitsfläche, in der Spüle und auf dem Schneidebrett für ein hygienisch sauberes Umfeld sorgen.

1 TL Natron · 1 Kappe giftfreier Haushaltsreiniger · 500 ml Wasser · 1 TL Essigessenz · 10 Tropfen ätherisches Zitronenöl

Mischen Sie alles miteinander, füllen Sie den Reiniger in eine Sprühflasche, sprühen Sie damit die Arbeitsfläche ein, und wischen Sie sie mit einem feuchten Spüllappen ab. So erhalten Sie ein sauberes Arbeitsfeld, auf dem die Lebensmittel ohne Bedenken verarbeitet werden können. Die Küchenspüle erstrahlt in neuem Glanz, und außerdem eignet sich dieses Spray dazu, den Kühlschrank sowie die Oberflächen der Küchenschränke zu reinigen.

Geschirrspültabs selbst herstellen

Gisela Christ aus Deutschland

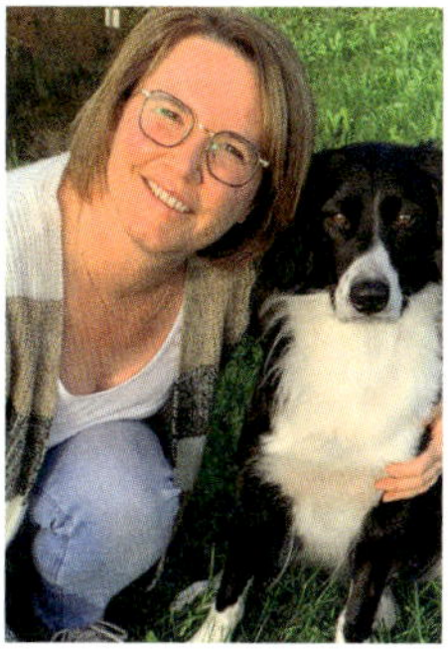

Vor einigen Jahren traf ich die Entscheidung, auf einen gesünderen Lebensstil umzusteigen. Als ich mich intensiver mit den Inhaltsstoffen der modernen Reinigungsprodukte befasste, erschreckten mich ihre schädlichen Auswirkungen auf den Menschen und die Umwelt. Daher suchte ich nach Wegen, diese chemischen Mittel zu vermeiden, um meine Familie, meine Haustiere und mich selbst zu schützen – und war überrascht von den vielen Möglichkeiten, die sich mir offenbarten. Heute unterstütze ich in On- und Offline-Workshops andere bei ihren ersten Schritten zu einem natürlichen Haushalt.

Geschirrspültabs

250 g Zitronensäure · 100 g Spülmaschinensalz (pulverisiert) · 300 g Waschsoda · 1 Verschlusskappe giftfreier Haushaltsreiniger (siehe S. 110) · 10–15 Tropfen einer Ölemischung aus Zimt, Nelke, Rosmarin, Eukalyptus und Zitrone

Vermischen Sie Zitronensäure, Spülmaschinensalz und Waschsoda in einer großen Glasschüssel. Rühren Sie den Haushaltsreiniger unter. Achtung: Es wird etwas schäumen. Das feine Pulver wird leicht klumpig. Mischen Sie die ätherischen Öle unter, füllen Sie die Masse in eine Eiswürfelform, und lassen Sie sie über Nacht trocknen. Holen Sie die Tabs aus der Form, und bewahren Sie sie in einem großen Schraubglas luftdicht verschlossen auf.

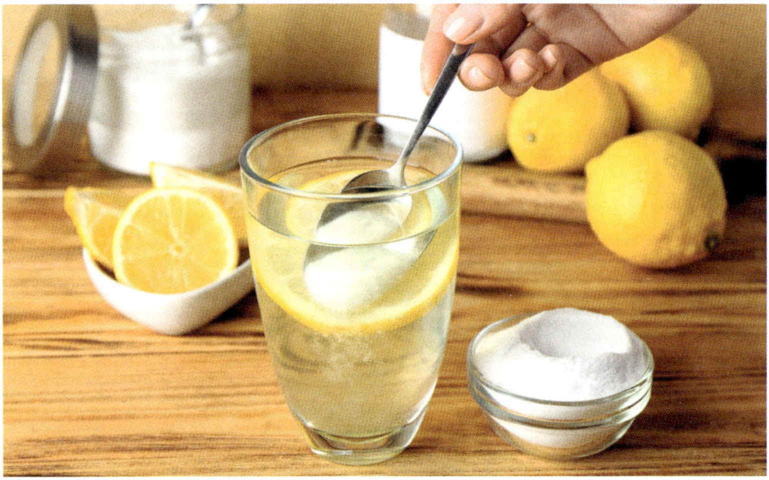

Reinigungspulver

3 EL Natron · ½ Kappe giftfreier Haushaltsreiniger

Verrühren Sie die Zutaten in einem verschraubbaren Glas. Schon mit einer kleinen Menge davon können Sie das Edelstahlbecken und den Ofen reinigen. Bei stärkeren Verkrustungen lassen Sie das Mittel einfach etwas länger einwirken und nehmen eventuell einen Stahlwollschwamm zur Hilfe.

Kühlschrankdeo

1 EL Natron · 1–3 Tropfen ätherisches Zitronenöl

Vermischen Sie die Zutaten in einem kleinen Schälchen, und lagern Sie dieses im Kühlschrank.

Das Reinigen von Obst und Gemüse

Auch biologische Waren wandern durch viele Hände, bevor sie bei uns zu Hause ankommen. Zusätzlich zu den Mikroorganismen kommt bei konventionellen Lebensmitteln noch eine Schicht von Pestiziden und Herbiziden hinzu.
Empfehlenswert ist es auch, z. B. bei Zitrusfrüchten genau zu lesen, ob diese wirklich unbehandelt sind. Manchmal findet man einen kleinen Vermerk, dass die Früchte nach der Ernte behandelt wurden oder ein künstlicher Überzug aufgebracht wurde, um die Haltbarkeit und Frische zu verlängern. Selbst wenn pflanzliche Lipide für einen solchen Überzug verwendet werden, empfinde ich es als unnatürlich. Meine radikale Einstellung zu solchen Extrabehandlungen von natürlichen Produkten: Kommt etwas so in der Natur vor? Nein? Dann nehme ich es nicht.

Mein Empfehlung: Meiden Sie behandelte Waren so weit wie möglich. Gehen Sie lieber bei einem regionalen Biobauern einkaufen. Wenn Ihnen das nicht möglich ist, dann waschen Sie das Obst und Gemüse gründlich, sodass sich die Chemikalien ablösen. Füllen Sie dazu eine Schüssel (nicht aus Plastik) mit Wasser, geben Sie etwas Natron und 1 Tropfen ätherisches Zitronenöl hinzu, und baden Sie das Obst und Gemüse ca. 15 Minuten darin. Spülen Sie es danach noch einmal gut ab. Das Ergebnis: Die so vorbereiteten Früchte wurden von den meisten Giftstoffen gereinigt und halten zusätzlich auch noch länger frisch.

Putzkammer

Der Abstellraum kann sich als wahre »Kammer des Schreckens« offenbaren.

Das sollte rausfliegen:

- konventionelle Reiniger für die diversen Oberflächen wie Laminat, Kork, Fliesen, Parkett, Fenster und Teppich
- konventionelle WC-Reiniger, Abflussreiniger, Reinigungsgele und Hygienereiniger

Das darf einziehen:

- Hygienespray auf Basis eines giftfreien Haushaltsreinigers
- selbst gemachte WC-Tabs

Das Haushaltsreinigerkonzentrat (siehe S. 110) eignet sich für alle Bodenoberflächen sowie als Fensterputzmittel – einfach verdünnt mit einem Schuss Essig verwenden.

Ich gestehe, Putzen gehört nicht zu meinen Lieblingsbeschäftigungen. Doch ich habe gemerkt, dass mir das Putzen mit giftfreien Mitteln und ihren natürlichen Düften viel leichter von der Hand geht und sogar Spaß macht. Mit der richtigen Musik dazu fühle ich mich fast wie Mrs. Doubtfire beim Saubermachen.

Tipps vom Fachmann

Martyn Fisher aus Deutschland

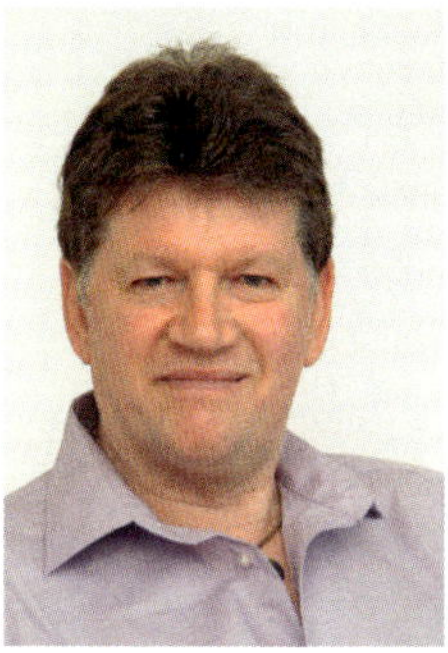

In meinem Beruf als selbstständiger Gebäudereiniger habe ich lange Zeit mit chemischen Produkten aus dem professionellen Bereich gearbeitet, bis meine Frau mich vor ein paar Jahren bat, doch einmal ihren selbst hergestellten natürlichen Haushaltsreiniger mit ätherischen Ölen zu testen. Das Ergebnis: Die Flächen wurden mindestens genauso sauber wie mit dem chemischen Präparat. Warum also weiterhin die Gesundheit meiner Mitarbeiter und meine eigene riskieren, wenn auch eine natürliche hygienische Reinigung möglich war? So habe ich mich über die Jahre zum Spezialisten für chemiefreie Reinigung entwickelt, die selbst in Extremfällen wie einer Tatortreinigung wirksam ist.

Das Ergebnis einer Reinigung hängt von vier Faktoren ab: der Mechanik, der Temperatur, der Zeit sowie dem verwendeten Reinigungsmittel und dessen Konzentration.
Der »Sinnersche Kreis«, ein Kreisdiagramm, verdeutlicht, wie diese Faktoren zusammenwirken und ein einzelner Bereich durch die anderen kompensiert werden kann. So ist z. B. durch eine längere Einwirkzeit ein gutes Ergebnis zu erzielen, obwohl weniger Reiniger verwendet wird.

Nach wie vor dosieren viele Menschen ihre Reinigungsmittel zu hoch. Sauberer als sauber gibt es nicht. Und warum sollten wir auf Chemikalien zurückgreifen, wenn natürliche Reiniger mit ätherischem Zimt-, Nelken-, Zitronen-, Rosmarin- und Eukalyptusöl ihnen in nichts nachstehen und zudem ein Wohlgefühl in den eigenen vier Wänden erzeugen?

Von Grund auf sauber – Mischung für den Boden

Wischen muss einfach ein- bis zweimal die Woche sein, besonders wenn Tiere oder Kleinkinder Teil der Familie sind. Egal, ob Fliesen, Laminat oder Parkett – so wird's glänzend sauber!

1 Kappe giftfreier Neutralreiniger · 5 l warmes Wasser · 5 Tropfen ätherisches **Orangenöl** (Je nach Vorliebe eignet sich auch ätherisches **Lavendelöl.**)

Sowohl Lavendel als auch Orange haben eine entspannende Wirkung und zaubern als Putzmischung ein wunderbares Wohlfühlambiente. Mit Orange riecht es sonnig frisch, mit Lavendel wie mitten in der Provence.

Intensivpflege für den Holzboden

1 EL Olivenöl · 2 Kappen giftfreier Haushaltsreiniger · 5 l warmes Wasser · 5 Tropfen ätherisches **Orangenöl** · 5 Tropfen ätherisches **Zedernholzöl**

Mischen Sie alles miteinander, und wischen Sie damit feucht durch.

Teppichreiniger

Ups, dem Hund ist auf dem Wohnzimmerteppich ein Malheur passiert. Die Kinder haben bei der Party Limonade verschüttet. Das soll beseitigt werden – aber bitte ohne Chemiekeule.

¼ Kernseife · 250 ml Wasser · 1 Kappe giftfreier Haushaltsreiniger · 7 Tropfen ätherisches Zitronenöl · 3 Tropfen ätherisches Nelkenöl · 3 Tropfen ätherisches Lavendelöl · 2 Tropfen ätherisches Lemongrasöl

Reiben Sie die Kernseife mit einer Handreibe in kleine Späne. Erhitzen Sie das Wasser, und lösen Sie die Seifenspäne darin auf. Lassen Sie die Mischung etwas abkühlen, und geben Sie dann den Haushaltsreiniger und die ätherischen Öle hinzu. Füllen Sie den Reiniger in eine Sprühflasche, sprühen Sie die Flecken damit ein, und lassen Sie die Mischung ca. 10 Minuten einwirken. Gegebenenfalls können Sie den Reiniger mit einer Wurzelbürste und etwas Wasser einarbeiten. Waschen Sie die Stelle anschließend mit einem feuchten Handtuch ab.

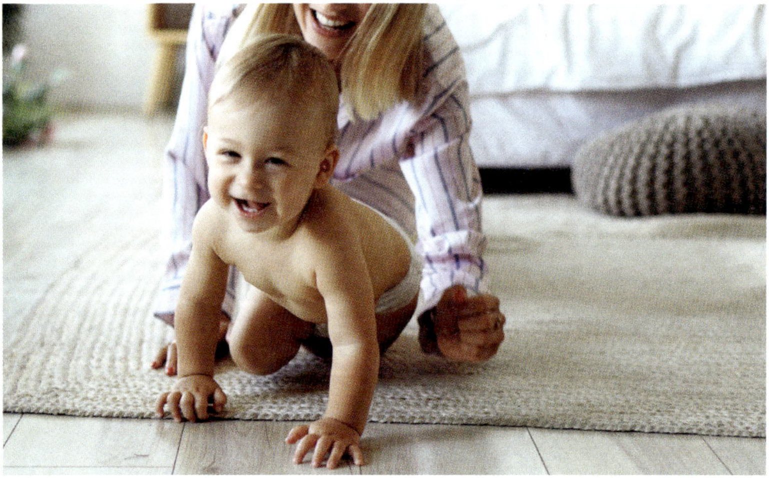

Teppichauffrischer

1 Tasse Natron · 500 ml warmes Wasser · 10 Tropfen ätherisches Zitronenöl · 5 Tropfen ätherisches Nelkenöl · 5 Tropfen ätherisches Lavendelöl · 2 Tropfen ätherisches Lemongrasöl

Lösen Sie das Natron im Wasser auf, und geben Sie die ätherischen Öle hinzu. Füllen Sie den Teppichauffrischer in eine Sprühflasche, und sprühen Sie die Lösung auf den Teppich. Lassen Sie die Mischung ca. 20 Minuten lang einwirken, und saugen Sie den Teppich anschließend ab.
Dieses Spray kann auch auf Polster oder Matratzen aufgesprüht und abgesaugt werden. Wir alle verlieren täglich Hautschüppchen, die wiederum Futter für Hausstaubmilben sind. Wenn man gelegentlich die Polster und Matratzen absaugt, kann man die Tierchen gut im Zaum halten.

Selbst gemachtes Scheuerpulver

50 g Natron · 10 Tropfen ätherisches Zitronenöl

Mischen Sie das Natron mit dem ätherischen Öl in einem Marmeladenglas. Tragen Sie 1 TL auf die verschmutzte Stelle auf, und bearbeiten Sie sie mit einem feuchten Lappen.

Natürlicher Abflussreiniger

1 EL Essigessenz oder Zitronensäure · 1 l Wasser · 5 Tropfen Citronella · 1 EL Natron

Bringen Sie das Wasser zum Kochen, und geben Sie Essigessenz und ätherisches Öl hinzu. Zum Reinigen eines Abflusses geben Sie das Natron hinein und gießen das noch heiße Wasser hinterher. Dieses Gemisch sprudelt Ablagerungen aus dem Abfluss. Das ätherische Öl sorgt für einen angenehmen Duft.

Natürlich reinigen im Hotel

Barbara Zinstag aus Spanien

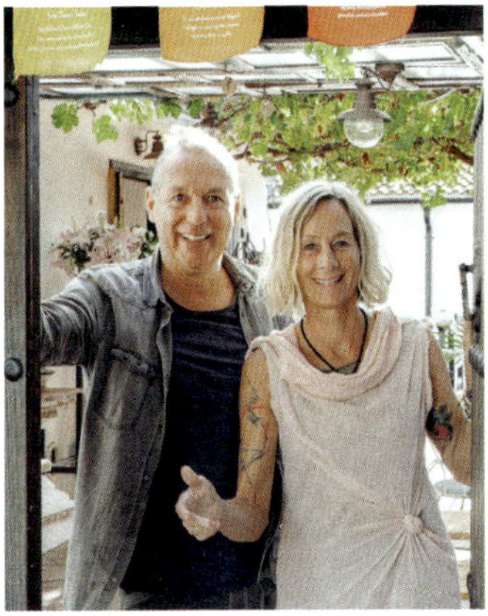

Unser familiengeführtes Boutiquehotel befindet sich in Andalusien, mitten im Naturpark. Die Auflagen dort sind sehr streng, und auch unser ganzheitlicher Anspruch ist es, umweltfreundliche Produkte sowohl privat als auch umso mehr für unser kleines Gasthaus zu benutzen.

In den Augen vieler Menschen müssen Reinigungsmittel chemisch sein, um ein gutes Ergebnis zu erzielen. Dabei hält die Natur so viele tolle Produkte bereit! Wir benutzen einen Haushaltsreiniger mit hochwertigen ätherischen Ölen von Nelke, Rosmarin, Eukalyptus, Zitrone und Zimt. In unserem Schrank stehen nicht mehr unzählige verschiedene Mittel, sondern wir benutzen diesen universalen Reiniger in entsprechender Verdünnung für alles: Bäder, Böden, Abwasch. Er entfernt als Spray sogar Flecken. Das Beste ist, dass wir danach die Blumen mit dem Putzwasser gießen. Tatsächlich gibt ihnen das neue Kraft. Die Multifunktionalität dieses Reinigers ist schon ein Running Gag bei uns geworden, weil wir ihn einfach für alles verwenden – sogar Hundewelpen haben wir schon darin gebadet.

Wir haben immer ein gutes Gefühl der Natur gegenüber. Für uns kommen chemische Reiniger nicht mehr infrage und schon gar nicht in die Nase.

Eine weitere interessante Erkenntnis zur Wirksamkeit der ätherischen Öle wurde in einem italienischen Krankenhaus gewonnen. Auf zwei identisch aufgeteilten Stationen wurde folgender Versuch über fünf Monate durchgeführt: Beide Stationen wurden nach Hygieneplan geputzt und desinfiziert. Auf einer Station verteilte ein Ultraschallvernebler jede Nacht acht Stunden lang ätherische Öle. Alle 30 Tage wurde das Milieu mikrobiologisch durch Abstriche von Nachttischen, Türklinken und Tischen getestet. Die Reduzierung der Keimbelastung auf der bedufteten Station lag bei 75–90 % gegenüber der anderen Station.* Diese Erkenntnis können Sie auch in Ihrem persönlichen Umfeld nutzen. Denken Sie speziell an die Erkältungszeit, wo nur ein Familienmitglied betroffen sein muss, um über die Raumluft alle anderen anzustecken. Durch einen Ultraschalldiffusor werden die ätherischen Öle kalt im Raum vernebelt. Es ist wie ein ultrafeiner Dunst, der die Luft wäscht und das Immunsystem unterstützt. Die ätherischen Öle von **Zimt, Nelke, Rosmarin, Eukalyptus** oder **Zitrone** reinigen die Raumluft und unterstützen das Immunsystem. Bei Husten kann die gesunde Funktion der Atemwege mit **Eukalyptus, Majoran** und **Thymian** gefördert werden.

Viele, die sich nach einem guten Duft im Haus sehnen, zünden Duftkerzen an. Erst kürzlich erzählte mir eine Kundin, dass sie zur Weihnachtszeit Vanille-Duftkerzen abgebrannt hat und bald darauf starke Kopfschmerzen bekam und zudem mit starker Übelkeit und Erbrechen reagierte. Das war ein klares Zeichen ihres Körpers. Die Vanillekerze enthielt keine ätherischen Öle und auch sonst keine Inhaltsstoffe natürlichen Ursprungs, sondern war im Chemielabor gebaut worden. Der Körper kann Natürliches und Künstliches un-

* www.carstens-stiftung.de/artikel/es-liegt-was-in-der-luft-ein-schutzbringender-duft.html (Stand: 07.06.2018).

terscheiden und reagiert entsprechend. Einige Menschen haben erst einmal Vorbehalte gegenüber ätherischen Ölen, weil sie glauben, dass sie davon Kopfschmerzen bekommen. Das passiert, wenn nicht alle Wirkbestandteile der Pflanze enthalten sind und es kein 100 % reines ätherisches Öl ist. Diese Skeptiker sind dann meist überrascht, wie wohltuend ein hochwertiges ätherisches Öl ist.

Mit verschiedenen ätherischen Ölen können Sie in den einzelnen Räumen eine ganz eigene Atmosphäre zaubern:

- freundlich und einladend im Eingangsbereich, z. B. mit Mandarine, Zitrone oder Orange
- gemütlich und erholsam im Wohnzimmer, z. B. mit Ylang Ylang, Orange oder Schwarzfichte
- fröhlich und wohlig im Kinderzimmer, z. B. mit Orange, Lavendel, Rose, Zitrone oder Mandarine
- entspannend und schlaffördernd im Schlafzimmer, z. B. mit Lavendel, Weihrauch oder Zedernholz
- romantisch und aphrodisierend im Schlafzimmer, z. B. mit Rose, Ylang Ylang, Zedernholz, Zimt, Sandelholz, Orange oder Zypresse

Doch nicht nur in Ihrem Zuhause profitieren Sie von den ätherischen Ölen. Wie stolz ist ein Neuwagenbesitzer – und es riecht so echt nach Neuwagen! Die Autofirmen betreiben einen ziemlichen Aufwand, damit die Bauteile diesen besonderen Geruch verbreiten, und lassen ihn sogar von Parfumeuren kontrollieren. Der Duft muss zur jeweiligen Marke passen. Zusätzlich zu den vorhandenen und hinzugefügten Düften kommt bei modernen Autos der Elektrosmog durch die Elektronik im Auto hinzu. Da das geschlossene Auto wie ein faradayscher

Käfig ist, kann er nicht abfließen. Ich kann Ihnen nur empfehlen, regelmäßig zu lüften, denn diese Belastungen sind enorm anstrengend für den Körper und schmälern die Konzentration.

Wenn Sie einen individuellen Duft in Ihr Auto bringen wollen, vergessen Sie den synthetisch hergestellten Duftbaum. Die günstigste Möglichkeit für eine natürliche Beduftung des Autos ist eine Holzwäscheklammer. Beträufeln Sie sie mit einem ätherischen Öl nach Wahl, und klemmen Sie sie an die Lüftung. Um die Konzentration zu steigern, eignen sich **Zitrone** und **Pfefferminze.** Wer es ästhetisch ansprechender möchte, findet im Internet einiges an schicken Aroma-Accessoires. Eine weitere Alternative ist ein USB-Stick-Diffusor.

TIPP

Was tun mit den ausgemusterten Produkten? Das war für mich wirklich ein Problem, und so standen sie mehrere Jahre in unserem Keller. Irgendwann habe ich sie zum Wertstoffhof gebracht und in Absprache mit dem Personal mit einem Schild versehen, das zur Selbstbedienung einlud. Ich hatte Skrupel, sie zu verschenken, aber zumindest konnte ich auf diesem Weg jemandem, der solche Produkte ohnehin noch verwendete, eine kleine Freude machen.

Waschküche

Die Haut ist unser größtes Organ. Kommt sie in Kontakt mit Textilien, die durch Produktion oder Reinigung chemische Substanzen und künstliche Duftstoffe enthalten, nimmt sie diese auf. Als ich durch eine Reportage erfuhr, dass bei der Herstellung von konventionellen Weichspülern Schlachtabfälle verwendet werden, bestärkte mich das nur noch zusätzlich darin, auf sie zu verzichten.

Das sollte rausfliegen:

- konventionelles Vollwasch- und Feinwaschmittel
- konventioneller Weichspüler

Das darf einziehen:

- natürliches Waschmittel

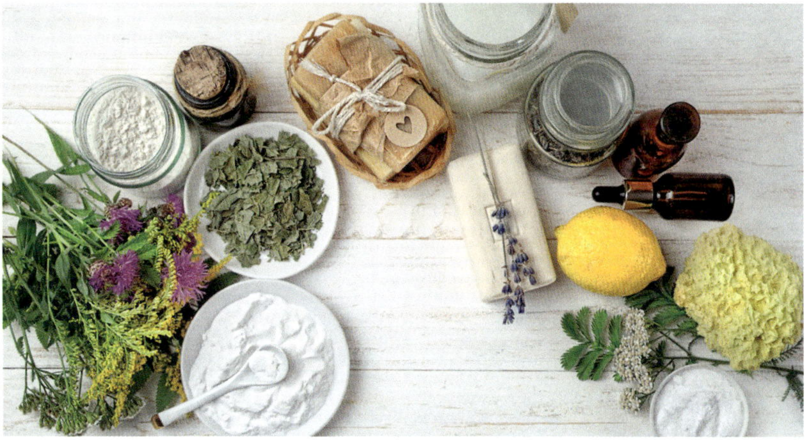

Natürliches Waschmittel selbst herstellen

Beatrice Choong aus der Schweiz

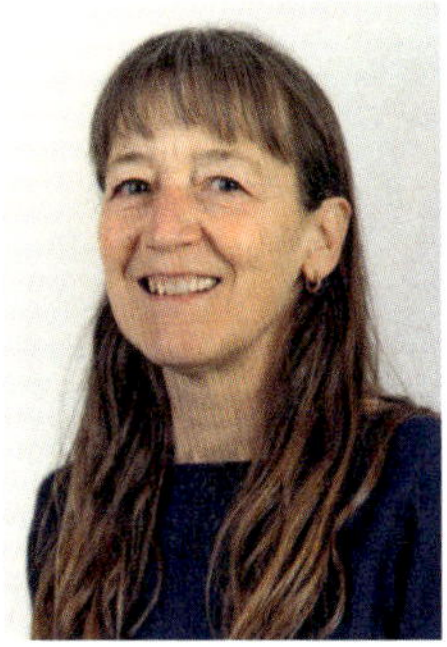

Bei der Ernährung stehen für mich Natürlichkeit und Frische an erster Stelle. Seit 2011 lebe ich vegan und teile meine Erfahrungen als Autorin des Buches »Mit Kindern vegan kochen und backen«.

Seit einigen Jahren führe ich einen natürlichen Haushalt, was sowohl die Körperhygiene als auch die Reinigung von Räumen und Textilien einschließt. Zum Wäschewaschen verwende ich ein Mittel auf pflanzlicher Basis mit ätherischen Ölen. Es ist konzentriert und kann wie folgt verdünnt werden.

Waschmittel

natürliches Waschmittel mit ätherischen Ölen (siehe S. 110) · 2 Kappen giftfreier Haushaltsreiniger · 2 EL Waschsoda oder Natron

Lassen Sie ein Drittel des Waschmittels in der Flasche, und geben Sie den Haushaltsreiniger und Soda oder Natron dazu. Füllen Sie die Flasche mit Wasser auf, und schütteln Sie das Mittel gut durch. Statt Weichspüler verwende ich etwas Apfelessig und ein paar Tropfen ätherisches Öl, z. B. Lavendel. Ab und zu gebe ich Teebaumöl hinzu.

Wenn ich bedenke, dass all die Reinigungsmittel, Duschgels, Shampoos usw. ins Abwasser gehen, ist es für mich eine ganz klare Entscheidung, nur natürliche Produkte zu verwenden, denn das Wohl von Mensch, Tier und Umwelt liegt mir sehr am Herzen.

Roll-on für Kragenschmutz

Füllen Sie natürlichen Haushaltsreiniger (siehe S. 110) unverdünnt in ein 5-ml-Roll-on-Fläschchen. Damit können Sie den Kragen vorbehandeln, um Verfärbungen zu lösen.

Wäschespray

30 ml Wasser · 1 Prise Salz · 20 Tropfen ätherisches Öl Ihrer Wahl, z. B. Lavendel

Füllen Sie alle Zutaten in eine Sprühflasche, und schütteln Sie sie gut durch. Geben Sie z. B. beim Wäschefalten einen Sprühstoß über jedes Wäschestück.

Was für eine Fülle an Möglichkeiten, seinen Haushalt auf giftfrei umzustellen! Es schont den Geldbeutel, macht Spaß und ist auch noch dazu gut für die Umwelt.

WARUM ÄTHERISCHE ÖLE ZUM PUTZEN »VERSCHWENDEN«?

Die Welt der ätherischen Öle ist ein Universum für sich, und auch beim Putzen damit sind Ihnen keine Grenzen gesetzt. Doch warum eignen sich ätherische Öle so gut für die Hygiene in der Wohnung?

Die Pflanze bildet ätherische Öle, um sich selbst vor Bakterien, Pilzen, Viren und Parasiten zu schützen. Diese Kraft ist in den reinen ätherischen Ölen um ein Vielfaches verstärkt. Wenn Sie bedenken, dass eine Pflanze viele Hundert Wirkbestandteile haben kann, können Sie erahnen, wie effektiv eine Mischung von mehreren ätherischen Ölen ist.

Vielleicht denkt sich der ein oder andere: »Na, wenn ich das ätherische Öl nur zum Putzen verwende, dann nehme ich doch ein günstigeres.« Sie sollten sich hierbei Folgendes vor Augen führen: Zitronen z. B. gehören zu den Früchten, die stark mit chemischen Mitteln behandelt werden. Wenn Sie ein ätherisches Öl verwenden, das nicht von Bio-Zitronen stammt, sind die chemischen Mittel auch in der Essenz enthalten. Es geht darum, ein Bewusstsein für ein giftfreies Umfeld zu entwickeln und sich daher das »gute« Zitronenöl zu gönnen. Beim Putzen atmen Sie ja auch alles ein, was Sie so verwenden – dann doch lieber etwas, was toll riecht und Ihnen nebenbei auch noch etwas Gutes tut. Dieselben ätherischen Öle, die körperlich angewandt werden, können auch zum Reinigen verwendet werden. Sie putzen sich damit in einen regelrechten Flash, weil es Spaß macht, und gleichzeitig stärkt es Ihr Immunsystem.

Auch Emotionen können in Räumen energetisch hängen bleiben, und man nimmt beim Betreten beispielsweise Beklemmungen wahr. Ich habe selbst einmal ein Haus besichtigt, das geruchlich und feinstofflich stark belastet war, da hier eine Frau bis zu ihrem Tod gepflegt wurde. Auch in solchen Fällen wirken die ätherischen Öle sowohl auf der stofflichen als auch auf der emotionalen Ebene und können helfen, Gerüche und Schwingungen auf angenehme Weise zu neutralisieren.

Im Großen und Ganzen sprechen fünf gute Gründe dafür, natürlich zu reinigen:

1. Sicherheit: Auf gängigen Reinigungsmitteln steht, sie sollen nicht in die Hände von Kindern gelangen. Ein Symbol warnt davor, dass der Inhalt für Fische im Gewässer tödlich ist. Das sollte Warnung genug sein. Natürliche Inhaltsstoffe sind nicht nur sicher für die Umwelt, sondern auch für die eigene Familie.

2. Sauberkeit der Raumluft: Durch die synthetischen Duftstoffe, Lufterfrischer und Putzmittel ist die Raumluft fünf- bis siebenmal mehr belastet, als es die Außenluft ist. Wenn man bedenkt, wie viele Abgase und industrielle Verschmutzung diese enthält, dann ist auch dies ein eindeutiger Anlass, auf eine giftfreie Reinigung umzusteigen. Die hohe Konzentration von Chemikalien in den Räumen kann zu Kopfschmerzen, Allergien, aber auch zu Störungen der inneren Organe wie Lunge, Leber, Nieren sowie des Hormon- und Nervensystems führen. Selbst nach dem Putzen sind die Inhaltsstoffe noch in unserem Umfeld, und wir atmen sie ein. Wen wundert es da, dass Haustiere die gleichen körperlichen Reaktionen zeigen wie ihre Besitzer? So litt der Hund einer Klientin von mir an einem schwachen Verdauungssystem. Die Tierärztin hat dann u. a. gefragt, mit welchen Mitteln die Klientin putzt. Es war ein gewöhnlicher Haushaltsreiniger mit synthetischen Inhaltsstoffen. Nach Austausch des Reinigers hat sich das Verdauungssystem des Hundes zügig normalisiert. Nicht nur über die Pfoten, auch über die Atmung können Tiere giftige Inhaltsstoffe von Haushaltsmitteln aufnehmen.

3. Umweltbelastung: Schütten wir das Putzwasser in die Toilette, mischen sich die Inhaltsstoffe weiter. Es ist zu wenig darüber bekannt,

wie die verschiedenen zugelassenen Mittel miteinander reagieren. Gelangen sie in die Umwelt, hat das fatale Auswirkungen auf uns und unsere Ökosysteme. Die Klärwerke können nicht alle giftigen Stoffe herausfiltern. Und da es kein »neues« Wasser auf unserem Planeten gibt, sondern ein Kreislauf besteht, kommen die Rückstände, die nicht entfernt werden konnten, zu uns zurück.

4. Übersichtlichkeit und Einfachheit: Mit ein paar einfachen und ungiftigen Zutaten können sie ein mehr als zufriedenstellendes Ergebnis erzielen. Es braucht kein Chemiearsenal aus verschiedenen Reinigern für Küche, Bad, Dusche, Holzboden, Laminat, Fliesen, Fenster und Spiegel …

5. Sparsamkeit: Die ungiftigen Zutaten sind alle für kleines Geld zu haben.

Ein giftfreies Zuhause ist die Basis für eine ganzheitliche Gesundheit. Schließlich ist es der Ort, an dem wir unsere inneren Batterien wieder aufladen können, wo wir uns wohlfühlen und im Kreise unserer Lieben entspannen.

Eine Kundin hat mir eine schöne Geschichte erzählt: Sie und ihre Familie haben sich in ihrem Haus nicht mehr wohlgefühlt und sich mit Umzugsgedanken getragen. Nachdem sie ihren Haushalt auf giftfreie Reinigung umgestellt hatten, fanden sie es ganz verwunderlich, dass sich dieser Wunsch verflüchtigte. Die Kundin meinte, durch die Kraft der ätherischen Öle würde im Haus auch wieder eine freundlichere, angenehmere Schwingung herrschen. Die ganze Familie fühlt sich wohl in ihrem Heim, das nun in einem neuen Glanz erstrahlt.

Ein Einzelner kann nicht die Welt verändern … oder vielleicht doch?

Martin Hudy aus Ungarn

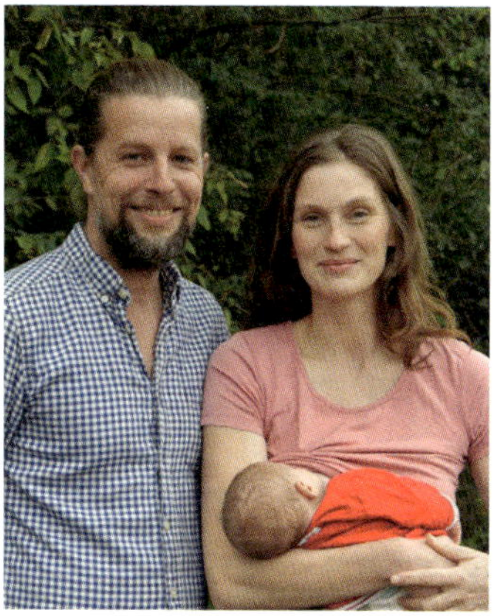

Im Leben geht es nicht darum, alles richtig zu machen, obwohl es tagtäglich sehr viele Menschen versuchen. Es geht auch nicht darum, das Rad neu zu erfinden oder Fehler zu vermeiden. Wer versucht, nichts falsch zu machen, nimmt sich selbst die Möglichkeit, Lösungen zu finden und Herausforderungen zu meistern, kurz: ein besserer Mensch zu werden. Für mich und meine Frau geht es im Leben darum, möglichst viele Aspekte dieser wunderbaren Welt kennenzulernen, dem Schöpfer über die Schulter zu schauen, etwas besser zu machen und das Leben zu fördern und zu erhalten. Vielleicht sogar darum, erlangte Erkenntnisse an andere Menschen weiterzugeben.

Als wir 2018 mit unseren damals zwei Kindern ohne viel Planung nach Ungarn ausgewandert sind, konnten wir nicht wissen, was uns in den darauffolgenden Jahren alles Großartiges erwartete und auf welche Pfade uns das Universum schickte. Alles fing mit einer kleinen Entscheidung an: Wir hatten einen Ort gesucht, an dem wir in Frieden leben und unsere Träume verwirklichen können. Bepackt mit nichts weiter als unseren Idealen traten wir den Weg in ein fremdes Land an, um unseren Traum von einem naturnahen Leben zu verwirklichen. Wir gründeten einen Permakulturbauernhof im Süden Ungarns.

Schon viele Jahre hatten wir uns mit einer natürlichen Lebensweise und gesunder Ernährung beschäftigt, unsere Kinder zu Hause allein auf die Welt gebracht und uns in Genügsamkeit und Achtsamkeit geübt.
Gesunde Ernährung spielte dabei eine wichtige Rolle. Doch anders, als wir es aus unserer Heimat gewohnt waren, gab es hier keinen Bioladen, wurden überall viele Pestizide benutzt, und die Menschen hatten die Einstellung, was nicht gespritzt war, konnte nicht gut sein. Wir waren da anderer Meinung und nahmen unser Schicksal also selbst in die Hand, legten einen ökologischen Garten an, hielten Hühner und Weideschweine, kochten unser Gemüse ein, machten Wurst, backten Brot und versorgen uns und unsere mittlerweile vier Kinder weitestgehend selbst. Wir haben eine Käsemanufaktur eröffnet, in der wir die Milch unserer Kühe und Ziegen verarbeiten. Außerdem gründeten wir den Verein »Urkraft Leben«, der sich für Traditionen und die Gesundheit von Mensch, Tier und Natur einsetzt und in dem wir diese Ideale mit anderen Menschen teilen können. Damit möchten wir unseren Beitrag für die nächsten Generationen, unsere Umwelt und das Leben selbst leisten.

Plötzlich wird einem klar, dass auf allen Reinigungs-, Putz- und Waschmitteln entweder ein sterbender Fisch, ein Achtungszeichen oder sogar ein Totenkopf abgebildet ist. Das ist so ziemlich das Gegenteil von dem, was wir uns für eine lebendige, gesunde Welt wünschen. Denn das Wasser, das später in die Natur zurückfließt, ist nicht nur chemisch verseucht, sondern auch energetisch komplett aus dem Gleichgewicht gebracht worden. Aber welche Alternativen gibt es? Man kann zum Beispiel mit Natron, Essig und ein paar Tropfen ätherischer Öle eine duftende und kraftvolle Reinigungspaste herstellen. Kastanien liefern einen wunderbaren Rohstoff zum Herstellen von Waschseife für Kleidung, und mit

ätherischen Ölen kann man sich sogar selbst aussuchen, wonach es diesmal duften soll. Es gibt auch Firmen, die Reinigungsmittel auf der Basis ätherischer Öle anbieten, die völlig ungiftig sind.
Es gibt viele wunderbare Alternativen, die uns nebenbei bemächtigen, neue Fähigkeiten zu erlernen, und die die Wirtschaft mit einer sanften Revolution ärgern. Wir drehen uns einfach um und treffen eine andere Entscheidung! Und das mit einem Schmunzeln im Gesicht.

Die Frage, die jeder sich im Leben stellen sollte, ist nicht: Wie viel weiß ich, wie bewusst bin ich, wie viel habe ich auf der Bank oder unter dem Kopfkissen?, sondern: Welche Entscheidungen treffe ich tagtäglich?
Als Einzelner ist es unmöglich, die ganze Welt zu verändern. Aber wenn wir mit unserem Tun, unseren Kaufentscheidungen oder mit unserer Art, miteinander umzugehen, jeweils Entscheidungen treffen, die diese Welt zu einem besseren Ort machen, dann kann daraus eine Welle entstehen, und etwas Großes kann sich verändern. Manchmal fängt es damit an, wie wir unsere Wohnung reinigen. Ob mit Chemikalien oder mit natürlichen Mitteln und ätherischen Ölen, mit denen es nicht nur Spaß macht, die schwierigsten Flecken zu lösen, sondern es nebenbei auch noch gut riecht und die gut für die Umwelt sind.

Mit dem Bewusstsein ist es so eine Sache: Sobald man etwas weiß und verstanden hat, wie es funktioniert, kann man es nicht mehr nicht wissen. Nun wissen Sie es! Die Frage ist, was sie jetzt mit diesem Wissen machen. Klappen Sie dieses Buch wieder zu, oder starten Sie vielleicht heute eine kleine Revolution, die morgen schon mehr Menschen mitreißt und übermorgen die Welt verändert?

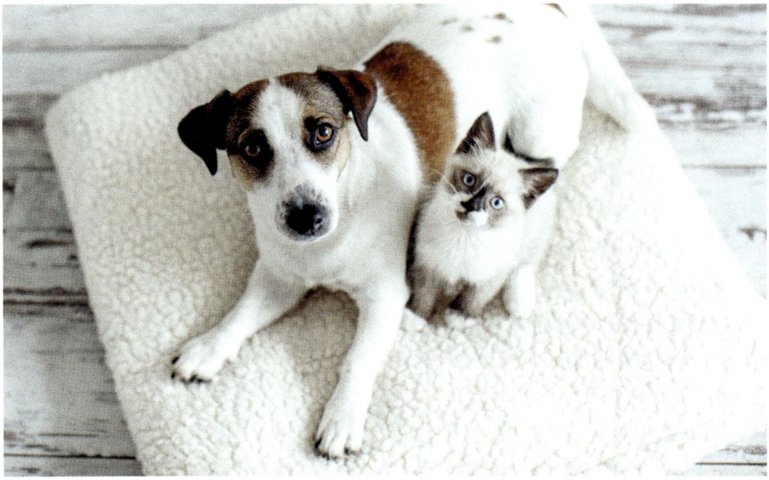

NATÜRLICHE SAUBERKEIT FÜR PELZIGE MITBEWOHNER

In vielen Ländern ist es üblich, die Straßenschuhe vor der Tür auszuziehen, um die Wohnung nicht zu verschmutzen. Was gar nicht erst reinkommt, muss nicht entsorgt oder weggeputzt werden. In meiner Kindheit hatten wir Kleidung für daheim und welche für draußen. Es gibt Untersuchungen, die nachgewiesen haben, dass z. B. S-Bahn-Sitze mehr Bakterien aufweisen als öffentliche Toiletten. Da stellen sich mir die Haare auf. Wir sitzen im Zug, im Bus, im Büro und dann am Abend auf der Couch, und alle Bakterien, die wir den Tag über eingesammelt haben, können sich ausbreiten.

Was aber ist mit unseren Haustieren, die keine Schuhe ausziehen können?

Pfotenspray für Haustiere

Bei Haustieren, die auch nach draußen gehen, empfehle ich, die Pfoten mit einem selbst gemachten Pfotenspray zu reinigen. Wenn wir mit unserem Hund vom Gassigehen kommen, dann ist er auf der Hundewiese umhergetollt, durch Pfützen gelaufen oder auf dem Gehweg unterwegs gewesen. Später kuschelt er sich auf die Couch. Wenn das Tier nicht so schmutzig ist, dass es abgeduscht werden muss, dann reicht hier das Pfotenspray.

40 ml Wasser · 3 Tropfen ätherisches Nelkenöl · 3 Tropfen ätherisches Rosmarinöl · 3 Tropfen ätherisches Lavendelöl

Geben Sie das Wasser und die ätherischen Öle in eine Sprühflasche. Legen Sie im Eingangsbereich ein Handtuch aus, sprühen Sie darauf die Pfoten Ihres Vierbeiners ab, und rubbeln Sie sie trocken. Sie können mit dieser Mischung auch beim Schuheputzen die Schuhsohlen absprühen und reinigen.

Schädliche Umwelteinflüsse betreffen also nicht nur uns Menschen. Auch die Tiere, die mit uns leben, leiden unter den Folgeerscheinungen.

Detox auch für unsere Haustiere – wichtiger denn je!

Susanne Orrù-Benterbusch, Tierheilpraktikerin aus Deutschland

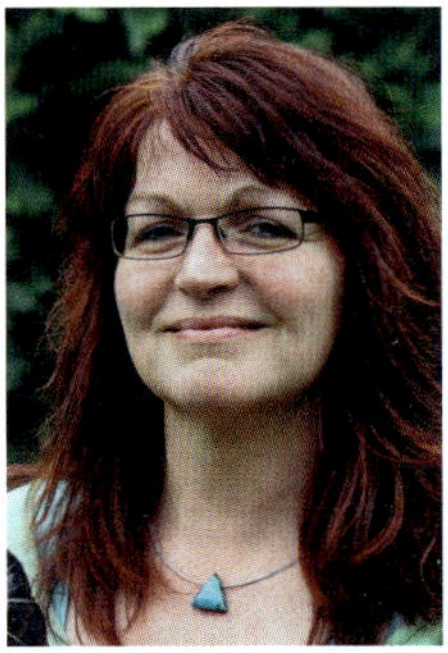

Im Zeitalter von Massentierhaltung und Monokulturen ist es nicht so einfach, Pauschalempfehlungen zum Thema »Gesunde Ernährung für Haustiere« abzugeben. Denn nicht nur die Art der Fütterung (roh, feucht oder trocken) spielt eine Rolle, sondern vor allem die Herkunft und die Qualität der Zutaten. Was bringen grammgenaue Bedarfsberechnungen, wenn in Fleisch, Gemüse und Obst völlig unterschiedliche Nährwerte enthalten sind? Was auch immer gefüttert wird, die Mahlzeiten sollten ausgewogen und von guter ökologischer und chemiefreier Qualität sein. Diverse Studien haben bewiesen, wie schädlich glyphosathaltiges Sojafutter für Mastrinder und -schweine ist. Inwieweit Haustiere Schaden nehmen, die dieses belastete Futter über das Fressen zu sich nehmen, können wir nur erahnen. Hinzu kommt bei den meisten Haustieren ein Übermaß an toxischer Parasitenprophylaxe und Impfadjuvantien, die sich im Körper und Fettgewebe anreichern. Umwelt- und Wohnungsgifte, Bewegungsmangel, Stress und Probleme innerhalb der Familie tun ihr Übriges, um auch unsere Haustiere aus der Balance zu bringen und krank zu machen. Was können wir tun?

1. Ernährung:

Füttern Sie als Haustierbesitzer lieber einen geringeren Fleischanteil und dafür eine gute Qualität, und achten Sie auch bei Dosen- oder Trockenfutter auf die Herkunft sämtlicher Zutaten. Auch ein veganes Futter kann belastet sein. Sprechen Sie mit den Futtermittelherstellern, ob z. B. der Zulieferer des Leinöls, das sie verarbeiten, E-Stoffe als Antioxidantien hineingegeben hat oder nicht. Wir alle sollten versuchen, sofern wir es uns leisten können, auf Bio-Lebensmittel umzusteigen, insbesondere bei Obst, Gemüse, Getreide und Kräutern.

2. Entgiftung

Manche Hunde und Katzen sind wandelnde Chemiebaukästen, und es wird suggeriert, dass jede verabreichte Pille notwendig sei, um die Gesundheit zu erhalten. Tatsache ist allerdings, dass ein Großteil unserer Haustiere krank ist. Viele Hunde haben Magen- und Darmprobleme, und nicht wenige sterben an Milztumoren. Das Element Erde (Milz/Pankreas/Magen) ist außer Kontrolle, denn die Leber (Element Holz) ist neben seinen normalen vielschichtigen Aufgaben mit Giften und synthetischen Zusatzstoffen beschäftigt. Der Hormonhaushalt vieler Haustiere ist ebenfalls gestört, und Krebs hat sich zur Todesursache Nummer eins entwickelt.

Ich möchte hier nicht näher auf das Geschäft mit der Angst eingehen, aber ich lege jedem Tierhalter ans Herz, zurück zur Natur zu finden. Dort ist für alles ein Kraut gewachsen. Chemische Zusätze im Futter und in der Wohnung sollten vermieden werden. Umweltgifte, die nicht vermeidbar sind, sollten regelmäßig aus dem Hunde- und Katzenorganismus geleitet werden. Parallel dazu ist es sinnvoll, die Leber zu stärken. Viele schulmedizinische Medikamente können durch naturheilkundliche Mittel ersetzt werden. Ein guter Tierheilpraktiker hilft Ihnen dabei. Des Weiteren gehören auch geistige Anregung und das Verwöhnen der Seele durch liebevolle Streicheleinheiten zur Haustiergesundheit auf allen Ebenen.

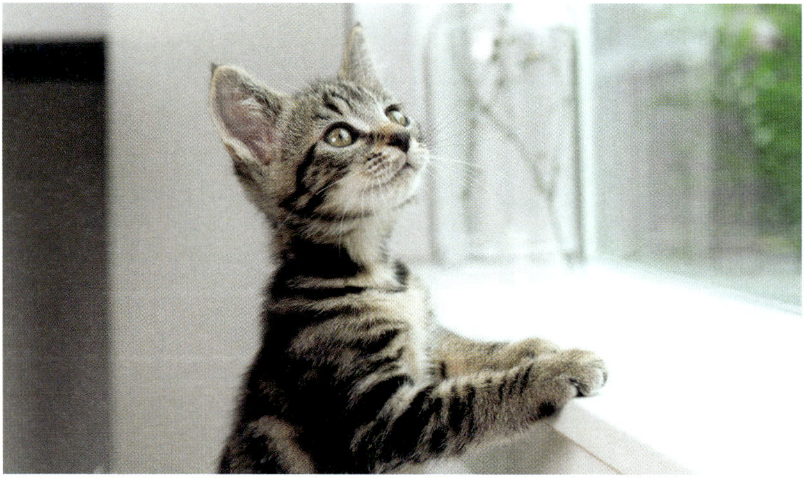

Die Erhaltung unserer Natur sollte für alle Menschen höchste Priorität haben, denn ohne unsere körperliche und psychische Gesundheit und die unserer Kinder und Tiere wird alles andere unwichtig. Wenn wir uns neu ausrichten und das Bewusstsein entwickeln, dass wir untrennbar mit der Natur verbunden sind, erkennen wir, dass sie alles zu bieten hat, was wir zum Leben brauchen.*

* Weitere Informationen zu Themen wie »Ernährung«, »Entgiftung« und »Leberstärkung« bei Tieren finden Sie in Susanne Orrù-Benterbuschs *Dein Seelenhund zeigt dir den Weg*, *Katzen – Seelengefährten und Herzerober* sowie *Ganzheitliche Aromaheilkunde für Tiere*.

Zeckenspray

Auch bei Ihren tierischen Familienmitgliedern können Sie Gifte einsparen. Um Ihr Tier vor Zecken und anderem Ungeziefer zu schützen, bieten einige ätherische Öle einzeln oder als Mischung gute Hilfe.

20 ml Wasser · je 2 Tropfen Zedernholz, Citronella, Lavendel, Lemongras, Pfefferminze, Rosmarin, Myrte und Teebaumöl · 1 Prise Salz

Mischen Sie alle Zutaten in einem Sprühfläschchen. Damit können Sie sowohl die Umgebung einsprühen als auch das Tier selbst. Statt Wasser können Sie auch ein Trägeröl verwenden. Verreiben Sie von dieser Mischung dann 1 Tropfen in den Händen, und arbeiten Sie ihn in das Fell Ihres Haustiers ein.
Bei uns wirkt diese giftfreie Mischung zuverlässig gegen Zecken. Da ätherische Öle leicht und flüchtig sind, ist eine Anwendung vor jedem Gassigehen erforderlich. Katzen haben einen anderen Enzymstoffwechsel und sind wählerischer als Hunde bei ätherischen Ölen. Bitte achten Sie darauf, dass Ihr Haustier einen Raum, den Sie beduften, verlassen kann. Beobachten Sie, ob Ihr Tier die ätherischen Öle eher sucht oder meidet.

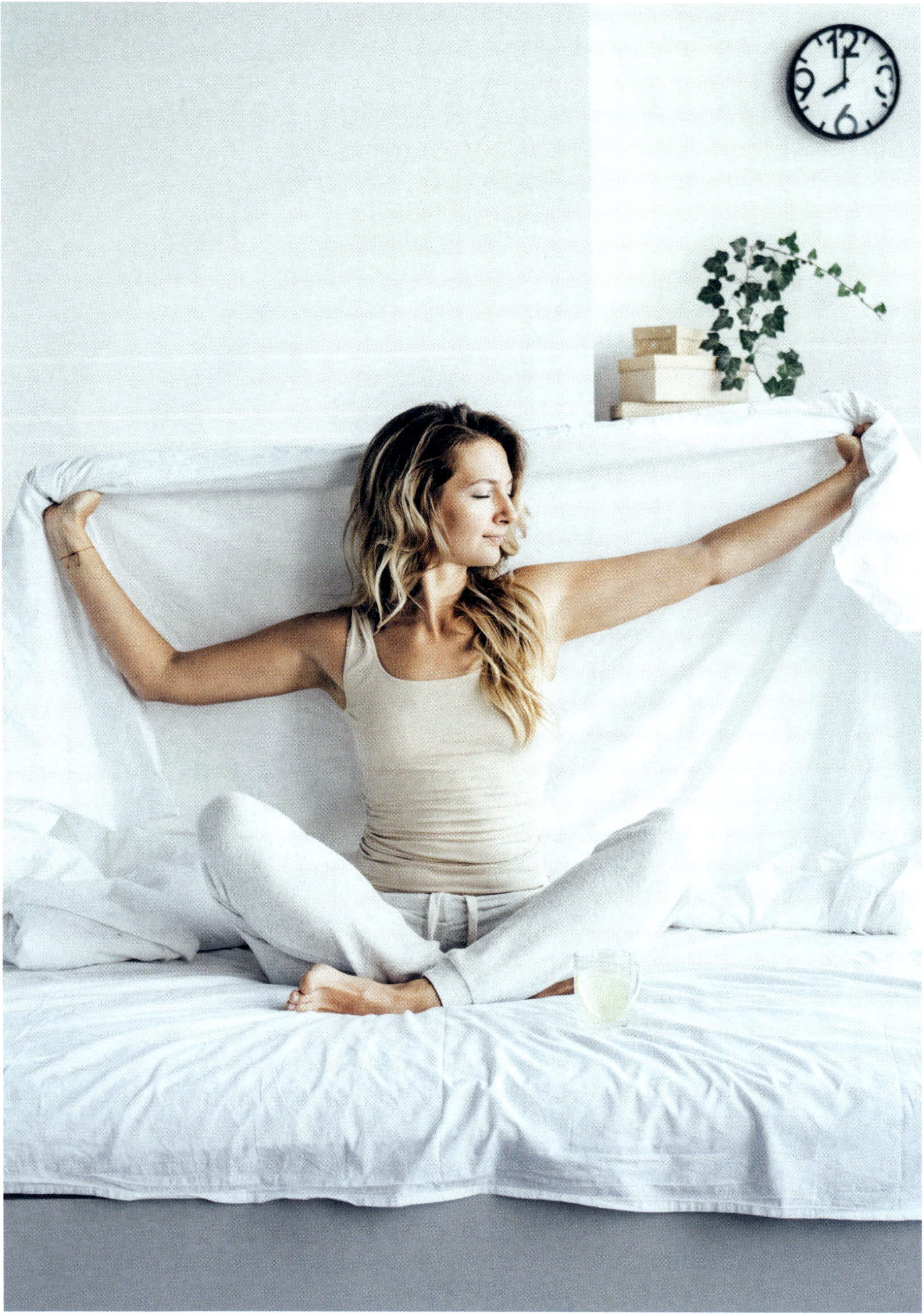

Digitales Detox

ÄTHERISCHE ÖLE GEGEN SCHÄDLICHE STRAHLUNG

Mit dem Elektrosmog ist es so eine Sache: Man kann ihn mit bloßen Augen nicht sehen, aber dennoch ist er allgegenwärtig in unserem modernen Leben. Wer nutzt nicht Handy, Computer, Laptop und Co. bei der Arbeit und in der Freizeit? Und auch, wenn Sie selbst nicht auf diese Geräte angewiesen sind, so sind sie doch in Ihrem nahen Umfeld gegenwärtig.

Bildschirme haben einen hohen Blaulichtanteil, der eine Auswirkung auf die Zirbeldrüse und das gesamte Gehirn hat. Er macht uns wach, und wenn wir bis spät in die Nacht an den elektronischen Geräten arbeiten, fällt es uns anschließend schwer, in einen erholsamen Schlaf zu finden. Durch die Touchscreen-Geräte sind wir zudem mit unseren Nervenenden an den Fingerspitzen immer in Kontakt mit Elektrosmog. Tagsüber, wenn viele Menschen im WLAN aktiv sind, nehme ich oft ein Schwirren im Äther wahr. Es fühlt sich an wie in einem Bienenstock, und es fällt mir schwer, die Gedanken abzustellen. Um 4 Uhr morgens ist es noch still – eine gute Zeit zum Meditieren. Vielleicht sollten wir bewusster leben, solchen Feststellungen vertrauen und unsere Handlungen danach ausrichten. Wenn Sie also merken, dass Ihnen ein Platz schadet, schauen Sie sich einmal um – vielleicht steht ein großer Handymast in Ihrem Umfeld, oder es gibt ein extrem starkes WLAN-Netz.

Die Digitalisierung schreitet stetig voran. Meiner Meinung nach braucht jeder Strategien, um die Belastungen durch die PC-Arbeit auszugleichen.* Eine Mischung ätherischer Öle aus Nelke, Rosmarin, Niaouli und Teebaumöl, die Sie auf dem Handrücken verteilen, hilft, das Energiefeld wieder aufzubauen.

* Tipps zum Thema »Augen und PC-Arbeit« finden Sie im Buch *Aromatherapie für die Augen* von Karin Opitz-Kreher und Caroline Ebert.

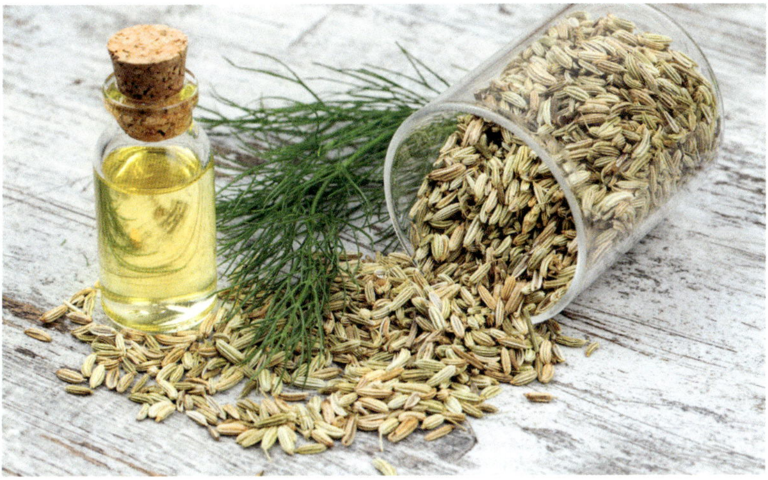

Sehr vielseitig einsetzbare Pflanzenessenzen, die auch stärkend bei Strahlenbelastung wirken, sind Folgende:

- Lippenblütler (Lamiaceae), z. B. Oregano, Thymian, Pfefferminze, Salbei, Basilikum, Lavendel, Majoran, Rosmarin, Ysop und Melisse
- Doldenblütler (Apiaceae), z. B. Anis, Fenchel, Koriander und Karottensamen
- Ingwergewächse (Zingiberaceae), z. B. Ingwer

Mit einer individuellen Mischung aus diesen ätherischen Ölen kann sich jeder im Büroalltag oder auf Reisen schützen und kraftvoller durch den Tag mit all seinen feinstofflichen Belastungen kommen. Auch eine Wellness-Anwendung mit ätherischen Ölen wie Oregano, Thymian, Basilikum, Majoran oder Pfefferminze kann den Energiespeicher immer wieder auffüllen und zugleich stark reinigen und erden.

Büro-Mischung

5 ml Trägeröl · 1 Tropfen ätherisches Oreganoöl · 1 Tropfen ätherisches Basilikumöl · 1 Tropfen ätherisches Majoranöl · 1 Tropfen ätherisches Pfefferminzöl

Vermischen Sie alle Zutaten in einem Fläschchen. Um sich besser zu fokussieren, können Sie noch 1 Tropfen ätherisches Zedernholzöl hinzufügen. Verreiben Sie nach Bedarf 1 Tropfen dieser Mischung in Ihren Händen, und atmen Sie den Duft von den Handflächen ein.
Eine Partnermassage mit diesen Kräuterölen trägt besonders zur Regeneration von den Alltagsbelastungen bei.

Um nach einem intensiven Tag vor dem Bildschirm abends in den Schlaf zu finden, kann vor allem Lavendel hilfreich sein, wenn Sie das Zimmer ca. 10 Minuten vor dem Zubettgehen mithilfe eines Diffusors beduften. So haben Sie das Gefühl, Sie schlafen mitten im Lavendelfeld. Je nach persönlichen Vorlieben können Sie auch Baumöle vernebeln. Ich wechsle gern zwischen den ätherischen Ölen von Zedernholz, Zypresse, Weihrauch, Fichte und Tanne.

Auch eine kleine Fußmassage mit ätherischem Lavendelöl kann wahre Wunder wirken. Dabei werden vor allem die großen Zehen massiert und nach oben hin ausgestrichen. Die Reflexzone der großen Zehen ist dem Kopf und dem Gehirn zugeordnet. Mit einer Fußmassage setzen Sie daher einen beruhigenden, entspannenden Impuls.

Wer noch mehr Entspannung für das Gehirn braucht, weil die Gedanken nicht zur Ruhe kommen, kann einmal eine Kombination aus Lavendel, Zedernholz und Vetiver in etwas Trägeröl ausprobieren. Das wirkt stark erdend und zugleich ausgleichend auf die Gehirnwellen. Sandelholz unterstützt die Kopfdrüsen. So kann sich mein Gehirn nach der PC-Arbeit prima regenerieren, wenn ich meine natürliche Nachtcreme anwende, in die ich 1 Tropfen ätherisches Sandelholzöl eingerührt habe. Da Sandelholz auch sehr hautpflegend wirkt, ist es wunderbar für die Nachtpflege geeignet und kann gleichzeitig seine unterstützenden Eigenschaften für die Kopfdrüsen entfalten. Sie können auch 1 Tropfen ätherisches Sandelholzöl pur oder mit etwas Kokosöl verdünnt direkt auf Ihre Stirn geben und im Gesicht verteilen.

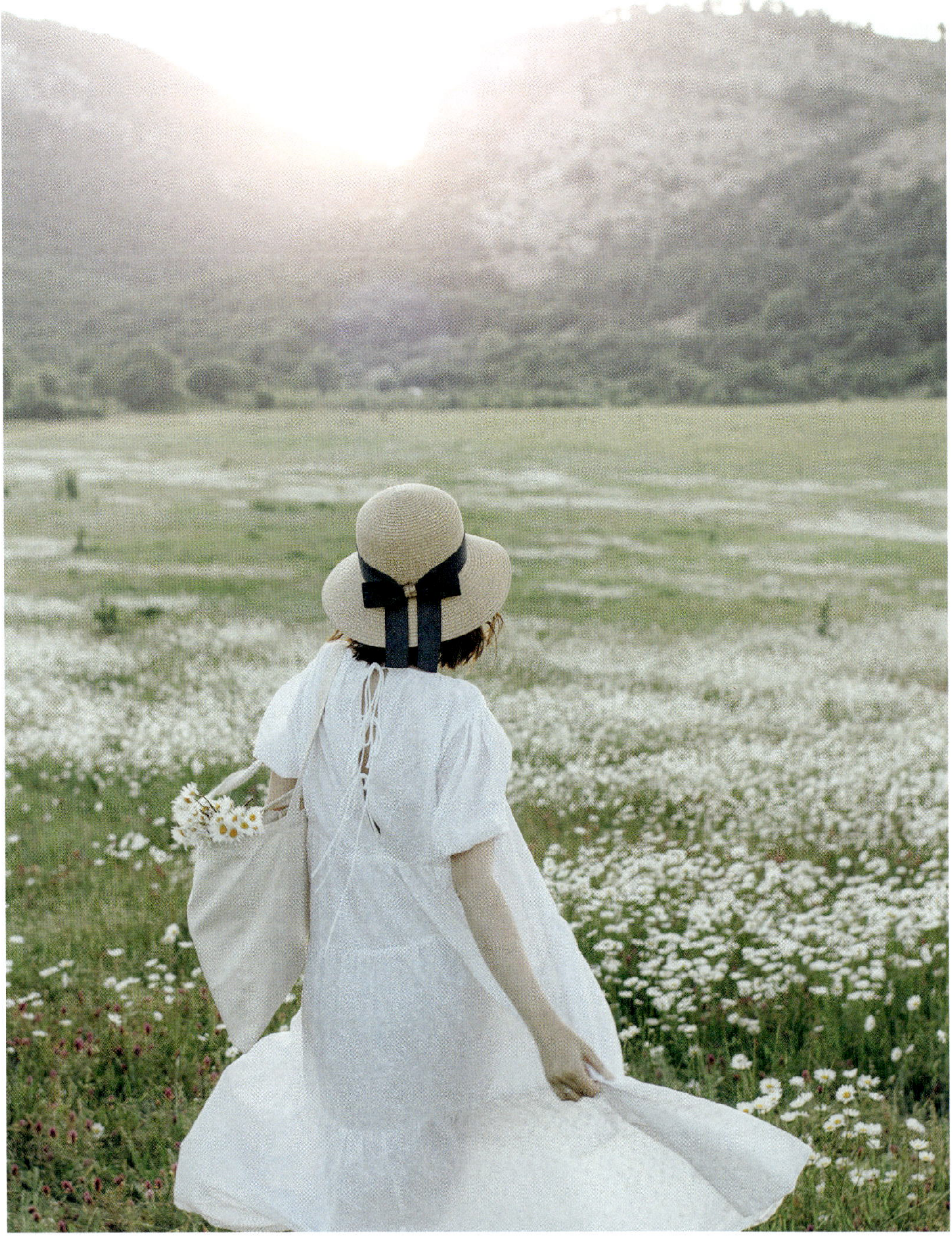

Raus aus unerwünschten Emotionen und Gedanken

ÄTHERISCHE ÖLE FÜR DIE GEISTIGE BALANCE

Kennen Sie das, wenn Ihre Gedanken immer wieder um ein Thema kreisen? Wenn Sie so intensiv in unausgeglichenen Gefühlen hängen und sich immer wieder beklagen, dann intensivieren Sie es, und – schwups! – sind Sie in Resonanz damit. Auf Dauer hat das Festhalten an negativen Emotionen schlimme Auswirkungen auf die physische Ebene ebenso wie auf den feinstofflichen Körper.

Ganzheitlich gesund sind wir, wenn Balance auf körperlicher, emotionaler, mentaler und spiritueller Ebene besteht. Ätherische Öle wirken auf allen Ebenen, und erstaunlicherweise »wissen« sie, was sie gerade zu tun haben. Dasselbe ätherische Öl wird von jedem Anwender anders empfunden und kann in verschiedenen Bereichen gute und heilsame Prozesse anstoßen. Bereits durch 1–2 Tropfen – über die Fußsohlen oder Handflächen aufgenommen – findet ein Klärungsprozess im Blut statt, da die Essenz durch die Haut ins Blut und von dort zu jeder Körperzelle gelangt. Darüber hinaus wird der gesamte physische und feinstoffliche Körper genährt und ausbalanciert.

Der »Papyrus Ebers« beschreibt sehr dezidiert den Einsatz und die Wirkung von ätherischen Ölen im Alten Ägypten. Auch in anderen antiken Aufzeichnungen finden wir hierzu ausführliche Informationen – ein Fundus von Erfahrungswerten, auf den wir neben den wissenschaftlichen Studien der Neuzeit heute noch zurückgreifen können. Im Alten Ägypten schätzte man die ätherischen Öle auch noch aus einem anderen Grund: zur Unterstützung der emotionalen Balance. Wer es sich leisten konnte, ließ sich in einem Reinigungsritual über mehrere Tage hinweg von Priesterinnen mit ätherischen Ölen salben, um Körper und Geist von Altlasten zu befreien. Die Menschen glaubten, ohne emotionales Gepäck nach dem Tod besser in die Geistige Welt übergehen zu können.

Auch in unserer Zeit sammeln sich im Laufe eines Lebens so einige emotionale Narben an. Die ätherischen Öle können hilfreiche Werkzeuge sein, um …

- sich zu zentrieren.
- den Emotionalkörper und das Drüsen- und Chakrasystem zu harmonisieren. (In Schockmomenten durch Extremsituationen kann es zu schwächenden Blockaden, z. B. im Solarplexus, kommen.)
- sich und anderen zu vergeben.
- angestaute Emotionen loszulassen.
- Vergangenes zu verabschieden und im Hier und Jetzt anzukommen.
- wieder kindliche Unbefangenheit und reine Freude zu spüren und so Anschluss an das Innere Kind zu bekommen, das wir im Trubel des Alltags oft nicht mehr wahrnehmen.

Übrigens: Für die emotionale Befreiung können Sie unterschiedliche ätherische Öle nacheinander in einem Anwendungszyklus von 21 Tagen auf verschiedene Körperzonen auftragen, z. B. auf die Fußsohle, auf Höhe der Leber rechts unterhalb des Rippenbogens oder um den Nabel herum. Bei Interesse an diesem Programm schreiben Sie mir gern eine E-Mail unter k.opitz-kreher@lebeenergetisch.de.

Sie können eine Mischung von ätherischen Ölen in etwas Trägeröl verwenden. Wichtig beim emotionalen Entgiften sind Zeiten für Sie selbst, damit Sie im Alltag nachspüren und bewusst verfolgen können, welche Wirkung die Anwendung mit sich bringt. Falls Sie sehr sensibel sind, rate ich Ihnen zu einem Spray auf Wasserbasis, das Sie mehrmals am Tag in Ihr Energiefeld sprühen.

Gerade die ätherischen Öle, die auf der emotionalen Ebene wirken, können eine ziemlich durchschlagende Wirkung haben, die ich früher selbst unterschätzt habe. Mit meinem Co-Autor des Buchs »Bibelöle«, Johannes Huber, war ich auf Vortragsreise in den Niederlanden. Wir hatten uns vorgenommen, mit den ätherischen Ölen für die emotionale Balance etwas zu experimentieren. Wir haben ein spezielles Programm angewendet, aber anders als empfohlen keine Pausen eingelegt, sondern zügig hintereinander die verschiedenen Ölemischungen aufgetragen. Nach einigen Minuten bekam ich Herzrasen. Johannes ist sehr aufmerksam gewesen und hat mich gefragt, ob bei mir alles gut sei. Er hat dann in TCM-Manier meine Körperpulse gefühlt und einige Punkte gedrückt, und mein System beruhigte sich wieder. Was war geschehen? Durch die Betreuung meiner dementen Mutter und mit noch kleinen Kindern zu Hause war ich total überlastet. Gerade am Anfang ihrer Veränderung bewegte mich die Erkrankung meiner Mutter sehr. Ich hatte jedoch keine Möglichkeit, das Thema zu verarbeiten, und hielt innerlich alles unterdrückt. Die Anwendung der ätherischen Öle hat den Schutzdeckel gelüftet, und alles brach hervor.

Daher empfehle ich, gerade mit emotional wirksamen Ölemischungen erst einmal behutsam auf Tuchfühlung zu gehen. Vielleicht wollen Sie sich auch eine Begleitung suchen. Überfordern Sie sich nicht, und gehen Sie in Ihrem eigenen Tempo vor!

DÜFTE UND EMOTIONEN

Durch die Geruchswahrnehmung überprüft unser Körper, ob wir in Sicherheit oder in Gefahr sind. Nehmen wir z. B. einen Brandgeruch wahr, setzt ein Automatismus ein, der uns dazu bringt, uns ohne großes Nachdenken in Sicherheit zu bringen. Im Gehirn findet dieser Prozess in der Amygdala (Mandelkern) statt, die auch Hunger, Durst und die Lust auf Sex steuert.
Gerüche und Erinnerungen sind eng miteinander verknüpft. So kann uns ein Duft direkt in eine Situation und die damit verbundenen Emotionen zurückversetzen. Plätzchenduft erinnert uns an das Backen mit der Oma und bereitet uns ein Wohlgefühl in Herz und Bauch. Wir können Düfte, die mit positiven Erinnerungen verknüpft sind, also auch gezielt einsetzen, um unseren emotionalen Zustand zu verbessern. Oft gelingt das sehr gut mit Zitrusölen. Die meisten Menschen verbinden mit Zitrone und Orange Urlaub und sehen den sonnigen Süden vor sich. Der Geruch zaubert unmittelbar ein Lächeln ins Gesicht und hilft, wenn vielleicht Stress und hohe Anforderungen anstehen, die Situation entspannter und in besserer Stimmung anzugehen.

Probieren Sie es einfach einmal mit einem Tröpfchen Öl auf Ihren Händen aus. Atmen Sie den Duft in tiefen Atemzügen ein. Zusätzlich können Sie sich vor Ihrem inneren Auge die aktuelle Situation so vorstellen, wie sie für Sie idealerweise sein sollte. Spüren Sie mit jeder Faser Ihres Körpers, wie sich der ausgeglichene Zustand anfühlt, und verbinden Sie ihn mit dem Duft eines ätherischen Öls.

Riechen ist ein biochemischer Prozess, der zu einem bioelektrischen Prozess wird. Dass ein ätherisches Öl in dieser hohen Qualität mit allen Wirkbestandteilen nicht nur körperlich, sondern auch emotional und mental mehr Balance bewirkt, hat also nichts mit Hokuspokus zu tun. Es geht um Frequenzen und elektrische Impulse. Darüber hinaus haben wir auch auf der Haut und an Organen wie dem Darm und den Nieren Geruchsrezeptoren. Sich mit ätherischen Ölen ganzheitlich zu unterstützen, ist daher sehr effektiv und vielschichtig. Versetzt man sich mit ihrer Hilfe in einen Entspannungszustand, ist dies nicht nur förderlich, um sich von belastenden Emotionen zu befreien, es hat auch eine ausgleichende Wirkung auf das Nervensystem. Die ätherischen Öle können überdies dabei unterstützen, negative Glaubensmuster zu löschen.

Die Reflexzonen der Ohren bieten eine gute Möglichkeit, Emotionen auszugleichen. Tragen Sie vor dem Zubettgehen das jeweilige ätherische Öl auf den entsprechenden Bereich auf, massieren Sie es ein, oder drücken Sie ihn wie bei der Akupressur. Von den Nervenenden am Ohr wird ein Impuls an das Gehirn geleitet, der ausgleichend auf den Körper wirkt. Streichen Sie den Rest des ätherischen Öls an den Fingern unter die Nase. So arbeiten die ätherischen Öle über Nacht weiter. Unten finden Sie eine Abbildung zu den Reflexzonen der Ohren.

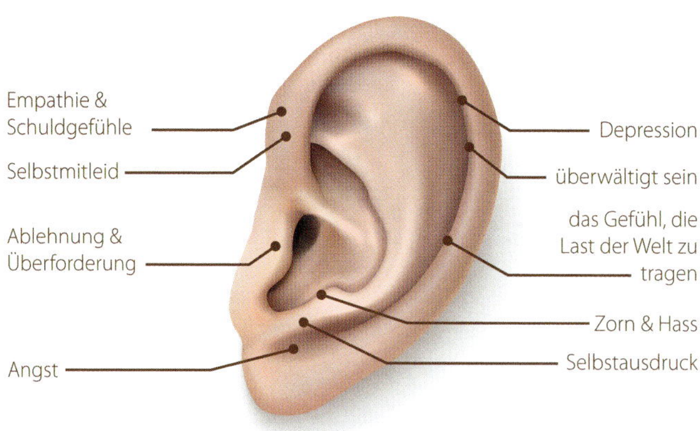

Da ätherische Öle ganz unterschiedliche Wirkbestandteile haben, gehe ich im Folgenden kurz auf die Molekülgruppen in Pflanzen ein, die eine entspannende und befreiende Wirkung auf Emotionen haben und zugleich stressreduzierend wirken. Besonders hervorheben möchte ich diesbezüglich die Gruppe der Ester, Aldehyde, Äther und Sesquiterpene.

- Die Gruppe der Ester kommt u. a. in Geranie, Römischer Kamille, Bergamotte, Strohblume, Wacholder und in den Baumölen von Kiefer und Fichte vor, wirkt stressabbauend und unterstützt einen ausgeglichenen Gemütszustand.
- Die Gruppe der Aldehyde kommt u. a. in Melisse, Rose, Lavendel, Lemongras, Mandarine und Eukalyptus vor, wirkt ebenfalls beruhigend auf das Nervensystem und hilft, emotionalem Stress entgegenzuwirken. Außerdem können die Moleküle in hitzigen Situationen den Blutdruck senken.
- Die Gruppe der Äther, die z. B. in Fenchel, Muskat, Estragon, Anis und der Weihrauchart Elemi vorkommt, hat ebenfalls eine regulierende Wirkung auf die Gefühle und wirkt stimmungsaufhellend.
- Die Gruppe der Sesquiterpene umfasst rund 3000 derzeit bekannte Moleküle, wirkt sich beruhigend auf die Gefühle aus und unterstützt die hormonelle Balance. Sie findet sich u. a. in Zedernholz, Sandelholz, Myrrhe, Patchouli, Ingwer und Vetiver.

Übrigens: Wenn eine Blockade zu einem Thema besteht, kann die Mischung der entsprechenden ätherischen Öle als geruchlich unangenehm empfunden werden. Ich spreche immer von »Herausforderungsölen«. Geben Sie solche Öle am besten auf die Füße, weit weg von der Nase, und beobachten Sie, wie Ihre Duftwahrnehmung ein paar Wochen später ist. Es ist erstaunlich, wie sich die Wahrnehmung oft schon nach kurzer Zeit verändert. Ich habe es schon oft erlebt, dass sich ein vormals abgelehntes ätherisches Öl zum Lieblingsduft entwickelt.

TIPP

Für herausfordernde Situationen:

Suchen Sie sich einen stillen Ort, an dem Sie für sich sind. Nehmen Sie 1 Tropfen des ätherischen Öls auf den Daumen, und nuckeln Sie daran wie ein Säugling. Das hört sich wahrscheinlich etwas befremdlich an, doch Sie beruhigen auf diese Weise zum einen Ihr System, und gleichzeitig gehen die Moleküle der ätherischen Öle über den Gaumen direkt ins Gehirn und den Hypothalamus über, die Schaltzentrale und Hauptsteuerungsdrüse im Gehirn.

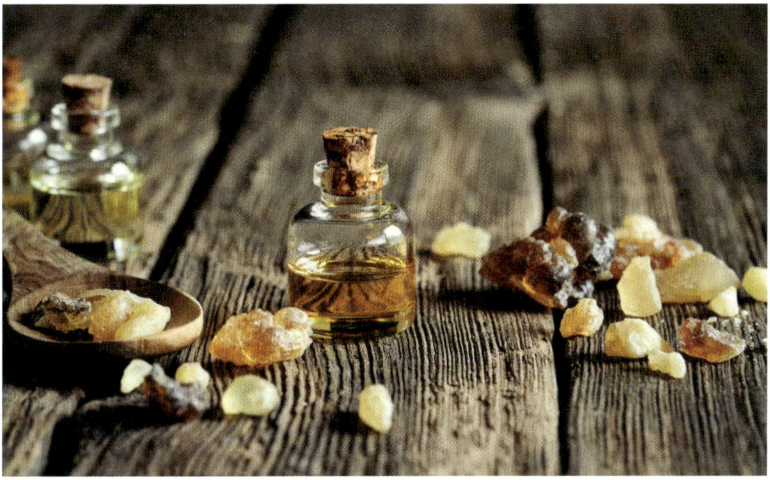

Weihrauch gehört zu den universellen ätherischen Ölen mit kraftvollem Einsatzspektrum auf der körperlichen Ebene. Zusätzlich ist es auch ein hervorragendes Öl, wenn es darum geht, sich zu beruhigen, zu reinigen und von negativen Schwingungen zu befreien. Verreiben Sie 1 Tropfen in den Händen, und gehen Sie von oben nach unten in fächernden Bewegungen durch Ihr Energiefeld. Umkreisen Sie mit Ihren Händen Ihren Rücken. Sie klären auf diese Weise Ihre Rückseite und damit alles, was hinter Ihnen liegt. Atmen Sie anschließend in drei tiefen Atemzügen den Duft von den Handflächen ein, und spüren Sie nach.

Ich empfehle Menschen, deren Arbeit Körperkontakt zu anderen Menschen erfordert und die in deren energetischem Feld arbeiten, z. B. Friseuren, Kosmetikerinnen, Physiotherapeuten, Krankenschwestern, Pflegern oder Zahnärztinnen, sich vor Fremdenergien zu schützen. Manche Menschen nehmen unterbewusst die Belastungen

ihrer Kunden bzw. Patienten an und fühlen sich nach der Behandlung erschöpft und ausgelaugt.
Verreiben Sie vor einer Behandlung 1 Tropfen ätherisches Weihrauchöl oder ein anderes energetisch schützendes oder reinigendes ätherisches Öl zwischen den Händen, und geben Sie auch etwas auf die Medulla oblongata. Diese finden Sie, indem Sie mit dem Finger am oberen Ende Ihrer Halswirbelsäule hochfahren, bis Sie eine kleine Vertiefung spüren. Ein bisschen weiter oberhalb ist dann die Schädelkante. An dieser kleinen Stelle laufen die Nervenenden für alle lebenswichtigen Organfunktionen zusammen. Hier können Sie die ätherischen Öle sehr schnell in den Körper einschleusen. Zusätzlich ist es ein Bereich, an dem Sie Bewusstsein und Unterbewusstsein in Balance bringen können. Tragen Sie das ätherische Öl zusätzlich auf Solarplexus- und Herzchakra auf. Dies stellt einen sehr guten energetischen Schutz für Ihr feinstoffliches Feld dar.
Zusätzlich können Sie mit folgender Visualisierungsübung einen Schutzkreis um sich ziehen, um die schützende Wirkung zu verstärken. Stellen Sie sich vor, wie Sie in einer Lichtkugel aus drei Lichtschichten stehen. Die erste Schicht, die Sie umhüllt, ist weiß, darüber folgt eine blaue, die von einer violetten Lichtschicht umschlossen wird. Diese Farbhüllen fungieren wie ein Filter. Nun können Sie Ihre Behandlung wie gewohnt durchführen.

Das energetische Reinigungsspray für die Handtasche

Nach einem kräftezehrenden Gespräch oder einem unangenehmen Kundenkontakt kann dieses Erste-Hilfe-Spray sofort wieder energetisieren. Füllen Sie ein Glasfläschchen mit 10 ml gereinigtem Wasser, und geben Sie 5–7 Tropfen eines ätherischen Öls hinzu (z. B. **Weihrauch, Copaiba** oder **Palo Santo,** das ätherische Öl vom Heiligen Holz). Soll das Spray länger haltbar sein, geben Sie einen kleinen Spritzer Wodka hinzu, um die Mischung zu stabilisieren. Schütteln Sie das Fläschchen vor jeder Anwendung gut durch, und sprühen Sie die Mischung in Ihr Energiefeld.

Wenn Sie eine Mischung von **Zimt, Nelke, Rosmarin, Eukalyptus** und **Zitrone** verwenden, ist diese sowohl für die Reinigung der Aura als auch für eine hygienische Reinigung der Hände geeignet. Dieses Spray wende ich gern an, wenn ich mit öffentlichen Verkehrsmitteln unterwegs bin.

Energetische Reinigung mit Weihrauch

Besonders reinigend und klärend auf allen Ebenen wirkt ein Vollbad mit 1 Handvoll Salz und 7 Tropfen ätherischem Weihrauchöl. Zusätzlich hat es auch einen beruhigenden Effekt.

Wenn Ihnen die Zeit für ein Vollbad fehlt oder Sie einfach lieber duschen möchten, verreiben Sie zuvor 1 Tropfen des ätherischen Weihrauchöls zwischen Ihren Händen, und atmen Sie den Duft bewusst von diesen ein. Die Essenz wird im Nu über die Haut aufgenommen. Lassen Sie sich anschließend warmes Wasser auf Ihren Kopf prasseln, und stellen Sie sich vor, wie alle Anhaftungen auf körperlicher, emotionaler, mentaler und spiritueller Ebene von Ihnen abfließen. Zusätzlich können Sie sagen: »Ich reinige meinen Körper, meine Emotionen, meinen Geist.«

Sie werden merken, wie Sie sich sofort kraftvoller und frischer fühlen – eine feinstoffliche Hygieneroutine, die Sie auch mit anderen ätherischen Ölen durchführen können:

- Brauchen Sie eine freudige Stimmung, eignen sich Zitrone, Orange und Mandarine.
- Für mehr Erdung sind Zedernholz oder Schwarzfichte eine gute Wahl. Zedernholz unterstützt auch die Fokussierung und trägt zur energievollen Umsetzung von Projekten bei.
- Für mehr Selbstliebe gönnen Sie sich ein Tröpfchen Rose.
- Wollen Sie Ihren Mut und Ihr Selbstvertrauen stärken, versuchen Sie eine Mischung von Weihrauch, Fichte, Geranie, Kampferholz und blauem Rainfarn.

- Zum Schutz vor fremden Energien eignet sich Weihrauch oder Palo Santo.
- An den Tagen vor den »Tagen« hilft Muskatellersalbei, um sich im Frausein wohler zu fühlen.

Wählen Sie einfach nach Gefühl Ihr Tagesöl, so, wie andere vielleicht eine Orakelkarte ziehen. In der Dusche wird durch die Wärme und das Wasser die Wirkung des ätherischen Öls noch verstärkt. So wird eine normale Dusche zum Aroma-Spa mit intensivem Geruchserlebnis und Balsam-für-die-Seele-Effekt.

DUFTHILFE FÜR DIE EMOTIONALE BALANCE

Im Folgenden finden Sie einige ausgewählte Emotionen. Die genannten ätherischen Öle können einzeln verwendet werden, um Teilaspekte auf emotionaler Ebene zu behandeln. In der Kombination wirken sie noch stärker, da sie sich gegenseitig unterstützen. So öffnen manche Wirkstoffe die Rezeptoren, an die andere dann andocken können. Durch kein ätherisches Öl verschwindet jedoch die Notwendigkeit, die eigenen Gedanken zu beobachten und neu auszurichten. Denn negative, unausgeglichene Gedanken werden zu Emotionen, die wiederum unsere Handlungen und Gewohnheiten bestimmen und sich auf unser körperliches Befinden auswirken.

Angst

Hier geht es um die Angst, die uns lähmt, z. B. die Angst vor einer Prüfung, vor einem Gespräch oder davor, den Arbeitsplatz zu verlieren. Es sind oft Gedankengespinste, die uns zögern lassen und schwächen. Was wäre die ausbalancierte Situation? Mutig voranzuschreiten und Vertrauen in sich und die Fähigkeit zu haben, alle Situationen zu meistern. Hier kann eine Mischung ätherischer Öle aus Schwarzfichte, blauem Rainfarn, Weihrauch, Geranie und Kampferholz hilfreich sein. Weitere unterstützende ätherische Öle als Einzelöl oder in Kombination sind Orange, Lavendel, Römische Kamille, Weihrauch, Ylang Ylang und Muskatellersalbei.

TIPP Die Ursache von Angst kann auch in einer nicht optimalen Darmflora zu finden sein. Dann kann kurzfristig eine probiotische Unterstützung entlastend wirken.

Unzufriedenheit

Es gibt Situationen, die uns verärgern, nicht zufriedenstellen oder uns den Boden unter den Füßen wegziehen. Dann ist der erste Schritt, die Situation – so ungünstig sie auch im Moment sein mag – zu erkennen und zu akzeptieren, um keine weitere Energie auf den unausgeglichenen Zustand zu lenken und stattdessen Lösungsmöglichkeiten zu finden.

Als Unterstützung empfehle ich folgende Kombination von ätherischen Ölen: Geranie, Koriander, Bergamotte, Weihrauch, Sandelholz, blauer Rainfarn, Neroli und Ylang Ylang.

TIPP Mit etwas Trägeröl in einem Roll-On vermischt, haben Sie diese wohltuende Kombination in der Hosen- oder Jackentasche immer griffbereit.

Unversöhnlichkeit

Manchmal kann es vorkommen, dass wir eine zutiefst verletzende Erfahrung mit einem anderen Menschen nicht einfach aus unserem Gedächtnis löschen können. Doch derjenige, dem durch anhaltenden Groll am meisten geschadet wird, sind wir selbst. Daher geht es darum, mit sich in Frieden zu kommen.
Eine Mischung ätherischer Öle aus Melisse, Bergamotte, Geranie, Lavendel, Ylang Ylang, Weihrauch, Zitrone, Jasmin, Immortelle, Sandelholz, Rose und Römischer Kamille kann dabei helfen, schmerzhafte Erinnerungen loszulassen, emotionale Blockaden zu überwinden, wieder in die eigene Kraft zu kommen, über sich hinauszuwachsen und bewusst zu vergeben.

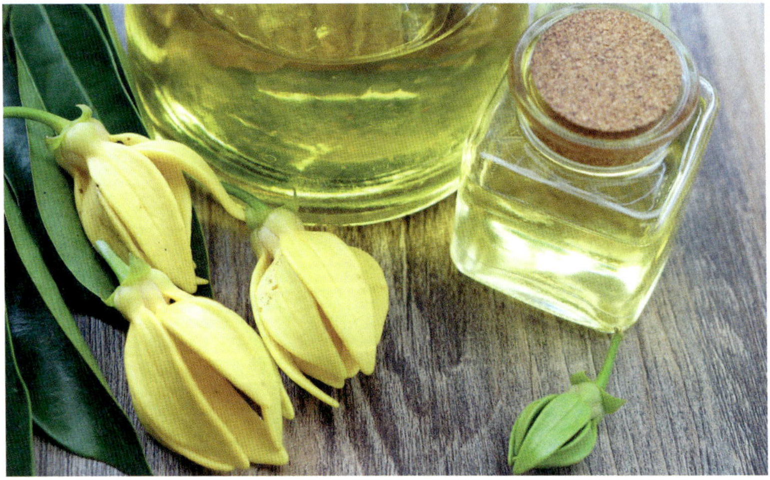

Festhalten an negativen Gedanken

Oft kreisen unsere Gedanken nur noch um das eine Problem. Es ist wie mit der Aufforderung: »Denk nicht an einen rosa Elefanten!« – Natürlich denken wir dann an einen rosa Elefanten.
In solchen Situationen braucht es ätherische Öle, die die geistige und körperliche Harmonie und Balance fördern. Versuchen Sie es mit einer Mischung aus Ylang Ylang, Geranie, Sandelholz, blauem Rainfarn und Lavandin. Diese Mischung kann z. B. rechts unterhalb des Rippenbogens aufgetragen werden, um unausgeglichene Emotionen zu lösen.

Schock

Ein Unfall oder die Nachricht vom plötzlichen Tod eines Familienmitglieds kann unser feinstoffliches Energiesystem, die Chakras, gehörig durcheinanderbringen, was zu Blockaden und Energiestauungen führt.

Damit die Energie wieder frei im Körper fließt und das Energiefeld stabil wird, sind die ätherischen Öle von Sandelholz, Lavendel, Ylang Ylang, Orange, Geranie, Ysop, Salbei, Schwarzfichte, Koriander, Bergamotte, Zitrone, Jamin, Römischer Kamille, Rose, Weihrauch und Angelikawurzel sehr förderlich. Diese Mischung wirkt auch stressreduzierend. Neben den ätherischen Ölen rate ich unterstützend zu probiotischen Mitteln, um die Darmflora zu stärken. Bei Schocks ist innerhalb von 20 Minuten eine Veränderung im Darmmilieu nachweisbar.

Melancholie

Nach schweren Lebensphasen kann es passieren, dass wir uns so tief in unser Schneckenhaus zurückziehen, dass wir keine Lebensfreude mehr verspüren und der Kontakt zu anderen Menschen leidet. Aber wir Menschen sind soziale Wesen und brauchen den Austausch mit anderen, das Gefühl, wichtig für andere zu sein.

Die Welt der ätherischen Öle wartet mit einer Mischung von Bergamotte, Ylang Ylang, Geranie, Zitrone, Koriander, Mandarine, Jasmin, Römischer Kamille und Rose auf, um zu helfen, tiefe Einschnitte im Leben zu überwinden und das Herz wieder für Freude und Nähe zu öffnen. Bei starken Stimmungsschwankungen wirkt diese Mischung ausgleichend. Ich gebe sie auch gern in einen Diffusor oder ein Spray, um in Vorbereitung auf meine Kurse den Raum zu energetisieren.

Geldsorgen

Wer vor Monatsende kein oder wenig Geld hat, dafür aber jede Menge Rechnungen, der weiß, wie anstrengend und kräftezehrend finanzielle Sorgen sein können. Die Gedanken kreisen ständig ums Geld, und durch das Denken aus dem Mangel heraus festigt sich ebendieser. In solchen Situationen sollten wir uns immer wieder an das erinnern, was wir haben. Sehen wir die Fülle um uns herum? Die Fülle, die uns die Natur bietet, z. B. an Wildkräutern, Beeren und Pilzen? Wenn wir ein Dach über dem Kopf und täglich Nahrung und frisches Wasser haben, dann sind wir im Vergleich zu Menschen in anderen Ländern schon gesegnet. In dem Moment, in dem wir dankbar für das sind, was wir haben, ziehen wir die Fülle wie ein Magnet an.
Wer generell mehr Fülle auf allen Ebenen in sein Leben ziehen möchte, kann es mit einer Kombination der ätherischen Öle von Orange, Weihrauch, Patchouli, Nelke, Ingwer, Myrrhe, Zimtrinde und Schwarzfichte probieren. Wird die Frequenz des eigenen Systems angehoben und eine Resonanz zu Wohlstand und Erfolg ausgestrahlt, dann wird dieser Zustand auch ins eigene Leben gezogen. Diese Mischung kann darüber hinaus helfen, tief sitzende negative Glaubenssätze rund um das Thema »Geld« neu auszurichten.

Undankbarkeit

»Ich will, ich will, ich will!« – manchmal erscheinen erwachsene Menschen wie trotzige Kleinkinder, die sich auf den Boden werfen, um zu erzwingen, was sie sich wünschen. Was tut die gescheite Mutter? Sie ignoriert das fordernde Verhalten, selbst wenn das Kind eine Szene vor der Kasse im Supermarkt macht. Auch das Leben kann wie eine strenge Mutter reagieren, wenn wir nur fordern und wollen. Viel weiser ist es, dafür zu danken, was man hat. Durch Dankbarkeit ziehen wir möglicherweise andere schöne Situationen und Gelegenheiten in unser Feld.

Der Duft der ätherischen Öle von **Weihrauch, Koriander, Myrrhe, Ylang Ylang, Bergamotte, Geranie, Vetiver** und **Schwarzfichte** wirkt anregend auf das Gemüt und unterstützt emotionale Gelassenheit. Dadurch fällt es uns leichter, die Dinge zu erkennen, für die wir dankbar sein sollten.

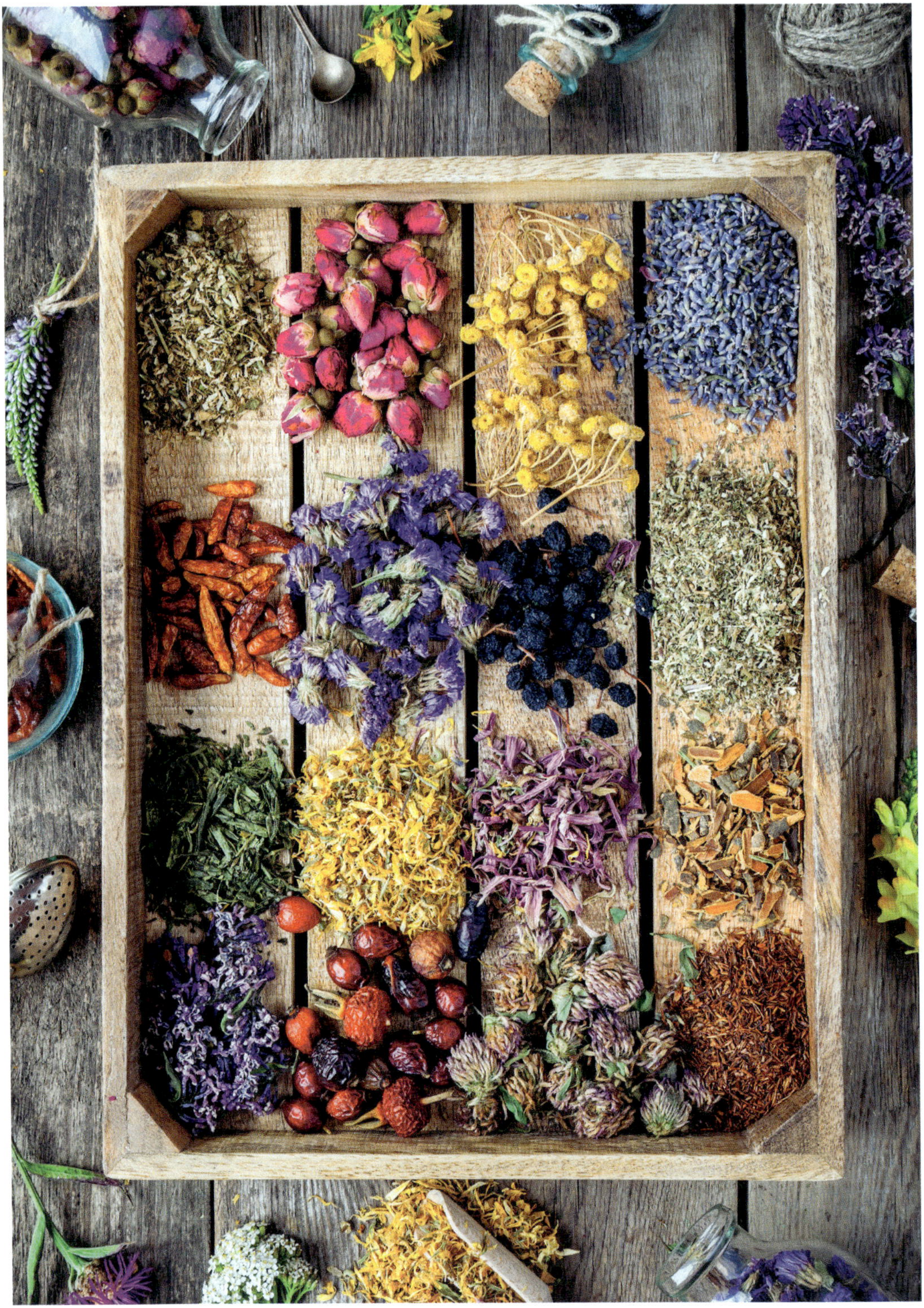

Nachwort

Sie haben nun eine Vielzahl von Tipps und Anregungen zum Thema »Entgiften« für ganz unterschiedliche Lebensbereiche bekommen. Letztlich geht es darum, die ersten Schritte zu tun. Alles Wissen bringt nichts, wenn Sie es nicht nach und nach umsetzen. »Sei selbst die Veränderung, die du dir wünschst für diese Welt«, hat schon Ghandi gesagt.

Unser Leben ist mittlerweile so komplex geworden, dass es Zeit und Energie braucht, um gegen den Strom zu schwimmen und – wie im Fall eines giftfreien Lebensstils – Produkte selbst herzustellen, anstatt auf Fertigprodukte zurückzugreifen. Wenn Sie Lust bekommen haben, die Anregungen umzusetzen, machen Sie es schrittweise, und nehmen Sie sich nicht zu viel auf einmal vor – besser kleine, aber konsequente Veränderungen, als aus einer Überforderung heraus wieder in alte Muster zu fallen. Entdecken Sie auch die Freude, die es bereitet, ein duftendes, giftfreies Geschenk für eine gute Freundin herzustellen. Ich bin mir sicher, Sie entdecken schon bald den Zauber der Natur und der Einfachheit ihrer Verwendung.

Ein gesunder Geist will in einem gesunden Körper wohnen – und der lebt am liebsten in einem gesunden Umfeld. Schmeißen Sie alles raus, was schädlich für Sie, Ihre Familie und Ihre Umwelt ist.

Ich wünsche Ihnen viele beglückende Erfahrungen in der Welt der ätherischen Öle, auf dass sich die positiven Auswirkungen verbreiten. Für mehr Bewusstsein, für ein gesundes, glückliches und erfülltes Leben auf diesem Planeten für uns und die uns nachfolgenden Generationen.

Wie ein chinesisches Sprichwort sagt: »Wer die Welt in Ordnung bringen möchte, gehe am besten dreimal durch sein eigenes Haus.«

Ich bedanke mich herzlich bei den Autorinnen und Autoren der Gastbeiträge:
Barbara Zinstag, www.rancholoslobos.com
Beatrice Choong, www.choong.ch/aloha
Christin Grahmann, Facebook.com/christin1309
Gisela Christ, Instagram.com/alifewithessentialoils
Martin Hudy, www.lieblingsbauer.hu
Martine Bram, www.shanti-relax.lu
Martyn Fisher, www.makini-kiliwia.com
Susanne Orrù-Benterbusch, susanne-orru-benterbusch.jimdo.com
Sandie Heuser, www.facebook.com/sandie.heuser
(sandieheuser@web.de)

Die besten duftenden Wünsche
KARIN OPITZ-KREHER

LITERATUR

Arvay, Clemens: Der Biophilia-Effekt – Heilung aus dem Wald. Ullstein, Frankfurt 2016

Cilley, Marla: Die magische Küchenspüle – Sich selbst und den eigenen Haushalt auf Hochglanz bringen. Edition Schwarzer 2014

Dale, Cyndi: Der Energiekörper des Menschen – Handbuch der feinstofflichen Anatomie. Lotos, München 2012

Fischer-Rizzi, Susanne: Dufterlebnisse. Joy, Isny 1988

Grimm, Hans-Ulrich: Die Suppe lügt – Die schöne neue Welt des Essens. Knaur, München 2015

Hay, Louise: Heile Deinen Körper – Seelisch-geistige Gründe für körperliche Krankheit. Lüchow, Bielefeld 2017

Hendel, Barbara: Wasser vom Reinsten – So optimieren Sie Ihr Leitungswasser. INA, Herrsching 2002

Kraus, Michael: Ätherische Öle für Körper, Geist und Seele – Von Angelika bis Zypresse. (Sonderausgabe) Orbis, München 1994

Life Science (Hrsg.): Ätherische Öle – Nachschlagewerk. Lehi 2014

Opitz-Kreher, Karin: Dufte durch den Tag – Meine Top 10 der ätherischen Öle für Gesundheit und Wellness im Alltag. Schirner, Darmstadt 2017

Opitz-Kreher, Karin; Huber, Johannes: Bibelöle – Die kraftvollen Öle aus antiken Schriften. Schirner, Darmstadt 2023

Pahlow, Mannfried: Das große Buch der Heilpflanzen. Gräfe und Unzer, München 1996

Price, Shirley: Praktische Aromatherapie – Vitalität und Lebensfreude durch ätherische Öle. Urania, Neuhausen 1988

Robert Tisserand: Das Aromatherapie-Heilbuch. Windpferd, Aitrang 1990

Schirner, Markus: Zum richtigen Duft. Schirner, Darmstadt 2014

Schröder, Heike: Plastik im Blut – Wie wir uns und die Umwelt täglich vergiften. VAK, Kirchzarten 2017

Spitzer, Manfred: Digitale Demenz – Wie wir uns und unsere Kinder um den Verstand bringen. Droemer, München 2017

Wabner, Dietrich; Beier, Christiane: Aromatherapie – Grundlagen, Wirkprinzipien, Praxis. Urban & Fischer/Elsevier, München 2011

Worwood, Valerie Ann: The fragrant mind – Aromatherapy for Personality, Mind, Mood and Emotion. Bantam Books/Transworld, London 1997

ÜBER DIE AUTORIN

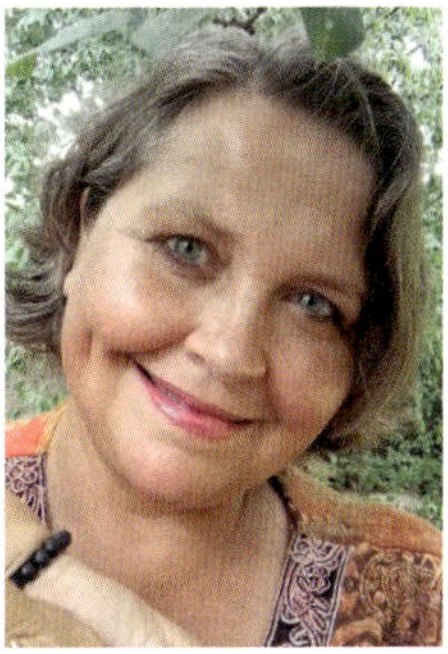

Karin Opitz-Kreher ist seit 30 Jahren auf dem ganzheitlichen Weg. Die in Aura Soma, Aura-Soma-Bodywork und Fußreflexzonenharmonisierung ausgebildete Autorin arbeitet zudem als Meditationsgruppenleiterin nach Ralph Jordan und als Biofeedback-Therapeutin mit dem SCIO-System zur Stressreduktion und Systemharmonisierung. 2013 entdeckte sie die Welt der ätherischen Öle. Seitdem ist sie tief in das Wissen um Wirkung und Anwendung der Pflanzenessenzen eingetaucht. In Workshops, Onlineveranstaltungen und als Sprecherin auf internationalen Kongressen gibt sie es weiter. Sie bereist Farmen auf der ganzen Welt, um ihre Kenntnisse und praktischen Erfahrungen ständig zu erweitern und somit andere Menschen umfassend zu einem giftfreien, natürlichen Lebensstil beraten zu können.

www.lebeenergetisch.de

Körper, Geist und Seele

mit der Kraft der **ÄTHERISCHEN ÖLE** unterstützen

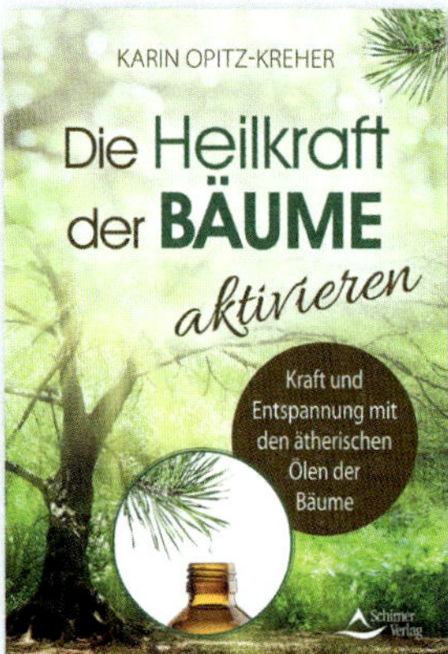

Karin Opitz-Kreher

Die Heilkraft der Bäume aktivieren

Kraft und Entspannung mit den ätherischen Ölen der Bäume

184 Seiten
ISBN 978-3-8434-1506-4

Karin Opitz-Kreher & Michelle Amecke

Der Duft-Coach

Mit ätherischen Ölen zu mehr innerer Stärke, Entscheidungsfreude und emotionaler Klarheit

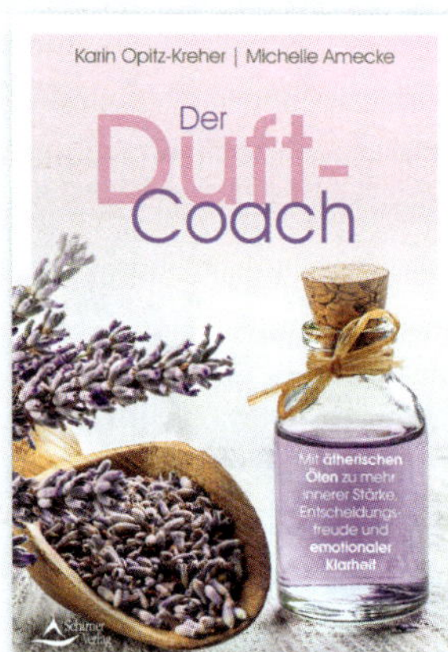

280 Seiten
ISBN 978-3-8434-1476-0

Karin Opitz-Kreher

Lifehacks für die Aromaküche

Speisen und Getränke mit ätherischen Ölen verfeinern

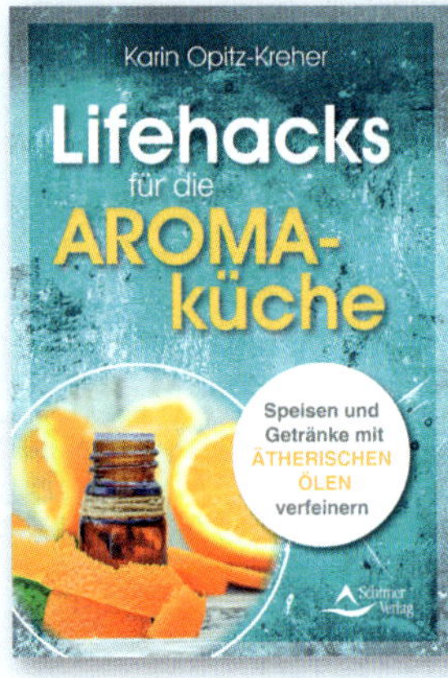

192 Seiten
ISBN 978-3-8434-1495-1

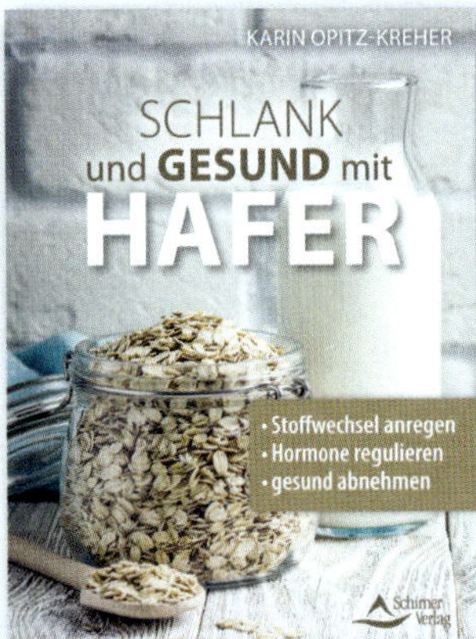

144 Seiten
ISBN 978-3-8434-1524-8

Karin Opitz-Kreher

Schlank und gesund mit Hafer

Stoffwechsel anregen – Hormone regulieren – gesund abnehmen

Karin Opitz-Kreher

Goldene Milch

Der ayurvedische Zaubertrank für Energie und Gesundheit

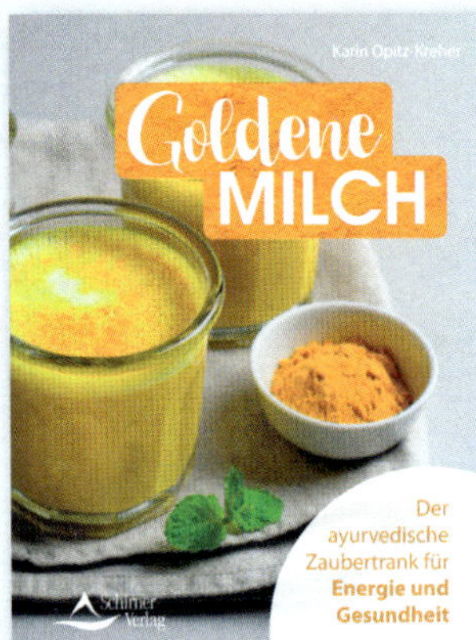

128 Seiten
ISBN 978-3-8434-5181-9

BILDNACHWEIS

Bilder von der Bilddatenbank www.shutterstock.com:

Pflanzenmotive im gesamten Buch: # 257767456 (© primiaou), S. 8: # 607219418 (© JurateBuiviene), S. 12: # 2026508807 (© polinaloves), S. 19: # 333898067 (© LN team), S. 25: # 1472401004 (© Zoran Pucarevic), S. 30: # 2294386515 (© New Africa), S. 39: # 1170096025 (© Bogdan Sonjachnyj), S. 42: # 1798048387 (© Tatevosian Yana), S. 44: # 736109557 (© Dragon_Fly), S. 50: # 346527956 (© Julia Sudnitskaya), S. 53: # 2247078069 (© New Africa), S. 56: # 421133773 (© Olga Danylenko), S. 65: # 1749660599 (© polinaloves), S. 73: # 718317445 (© Kzenon), S. 78: # 123589009 (© Sea Wave), S. 86: # 2175945949 (© polinaloves), S. 94: # 1064424248 (© New Africa), S. 104: # 2106684602 (© FotoHelin), S. 108: # 2023650251 (© polinaloves), S. 120: # 2159516119 (© Pixel-Shot), S. 126: # 1445440928 (© shurkin_son), S. 133: # 1536128609 (© ju_see), S. 142: # 2043249086 (© Gladskikh Tatiana), S. 146: # 1450639793 (© Anna Hoychuk), S. 148: # 1956792022 (© Mariia Korneeva), S. 151: # 1270210099 (© Esin Deniz), S. 154: # 1999854992 (© polinaloves), S. 160: # 765391309 (© gomolach), S. 163: # 1912060216 (© Madeleine Steinbach), S. 170: # 713445337 (© SiNeeKan), S. 174: # 443045425 (© LN team)

S. 66/67: © Schirner Verlag